Das große Survival Handbuch

Überleben in Not- und Extremsituationen

Die ultimativen Überlebenstechniken der Survival- und Bushcraftexperten. Werde jetzt zum Überlebensprofi und meistere jede Krise

INHALT

Survival – Überleben in der Natur

Abenteuer, ich komme, endlich raus aus dem Alltagstrott – so könnte man grob ein Survival-Erlebnis oder auch ein Bushcraft-Abenteuer beschreiben, aber es steckt noch viel mehr dahinter: ein völlig neues Gefühl der Freiheit zu bekommen, fernab von den alltäglichen Pflichten, weg von dem gewohnten Luxus, schnell einmal eine Pizza zu bestellen, wenn man Hunger hat, oder, einfach gesagt, das Ausbrechen aus der Zivilisation.

Der Begriff „Survival" bezieht sich jedoch nicht nur auf einen Abenteuer-Urlaub, sondern auch, wie die Übersetzung des englischen Begriffes schon sagt, auf das „Überleben".

Es geht also auch darum, in einer Notsituation, die durch lebensbedrohliche Ereignisse wie Naturkatastrophen oder andere unvorhersehbare Erlebnisse in der Wildnis verursacht werden, mit einer geringen Ausrüstung und ohne Verpflegung zu überleben. Man kann also sagen, dass es bei einem Survival darum geht, mit wenigen nützlichen Gegenständen und den eigenen Fähigkeiten in der Wildnis ohne Zelt, Nahrung und Wasser überleben zu können.

Die Techniken zum Überleben beziehen sich dabei auf die eigentlichen Grundbedürfnisse des Menschen, also auf Wasser, Nahrung, Schutz und Wärme, Orientierung und notfalls auch auf Rettung.

Es reicht allerdings nicht aus, nur die reinen physischen Voraussetzungen zu erfüllen, denn auch die psychische Verfassung entscheidet letztendlich über die richtige Reaktion und den positiven Verlauf einer Notsituation. Auch das Militär hat den Soldaten ein breites Wissen für das Überleben in kritischen Situationen vermittelt. Hierbei werden nicht nur Spezialeinheiten umfangreich trainiert, sondern auch jeder Soldat wird mit einem allgemeinen Survival-Training auf extreme Situationen vorbereitet.

Es gibt aber auch noch eine andere Abenteurer-Variante, um mit und in der Natur zu leben. Hier sprechen wir dann von „Bushcraft", grob übersetzt ein Busch- oder Natur-Handwerker. Hierbei geht es weniger um das Überleben, sondern eher das Gefühl der Freiheit, um sich im Gegensatz zu dem Survivalisten mit seiner umfangreichen Ausrüstung und in Verbindung mit den Materialien aus der Natur ein eigenes Lager oder eine Schlafstätte zu bauen.

Der Bushcrafter sucht sich also meistens einen festen Lagerplatz und richtet sich, beispielsweise für einen Unterschlupf oder eine umfangreiche Koch- und Feuerstelle, diese mit Holz, Tannenzweigen, Moos und allem, was man sonst noch im Wald findet, so gut wie möglich ein. Die Techniken zum Überleben - wie beispielsweise die Jagd oder die Aufbereitung von Frischwasser - sind nicht unbedingt erforderlich, da der Bushcrafter seine bevorzugten Nahrungsmittel selbst mitbringt.

Entscheidend bei Bushcraft ist die Nähe zur Natur, die Rückbesinnung auf die menschlichen Urinstinkte sowie die Möglichkeit, alte handwerkliche Fertigkeiten wie beispielsweise das Schnitzen zu lernen und zu verbessern. Aber Bushcraft hat auch noch einen anderen Vorteil, denn dieses Abenteuer kann man mit der ganzen Familie einschließlich der Kinder erleben. Insbesondere für die heutigen Kinder, die mit Smartphone und Tablet aufwachsen, ist es wichtig, diese Erfahrung in der Natur zu machen, damit sie lernen, die Natur zu achten und zu schützen.

Die ursprünglichen Techniken des Überlebens kommen natürlich aus den Urinstinkten und -fertigkeiten des Menschen. Bereits ab dem 18. Jahrhundert begannen die europäischen Waldläufer und Fallensteller, von den indianischen Ureinwohnern in Nordamerika spezifische Techniken für das Überleben in der Wildnis zu erlernen.

Auch damalige Forschungs- und Entdeckungsreisende eigneten sich von den jeweiligen Ureinwohnern diverse Techniken zum Überleben an, um in einer extremen Situation, beispielsweise beim Erforschen und Entdecken, überleben zu können. Heutzutage, im Zeitalter der Globalisierung und Digitalisierung, ist jedoch für alles, was zum Überleben notwendig ist, mehr als gesorgt. Dadurch ist Survival in der heutigen Zeit immer mehr zu einem Hobby geworden, wodurch Outdoor-Freunde ihre Grenzen austesten und die eigentlich vorhandenen Urinstinkte wieder aktivieren können.

Man sollte aber auch nicht den Fehler machen, Survival als eine Art Wanderung anzusehen, denn bei diesem Abenteuer gibt es auch einige Risiken zu beachten. Jeder Survival-Abenteurer sollte darauf achten, dass er keinen Mangel an Wasser erleidet, um nicht zu dehydrieren, denn das kann gefährlich werden.

Auch sollte er immer genügend Nahrung bei sich haben sowie darauf achten, dass er nicht die Orientierung verliert. Auch von den Tieren können Gefahren ausgehen, denn wie bekannt ist, gibt es beispielsweise in Deutschland wieder Wölfe. Unerlässlich sind aber auch gute Kenntnisse in der Ersten Hilfe, denn in der Natur kann eine Mücke schnell zu einem Elefanten werden oder anders gesagt, ein kleiner Kratzer kann sich zu einer schweren Blutvergiftung entwickeln, wenn die harmlos wirkende Wunde nicht richtig versorgt wird.

Letztendlich ist es für den Survivalisten auch wichtig, die Informationen über die entsprechenden Klimazonen zu kennen, denn jede Region birgt ihre eigenen Gefahren, wofür spezielle Fähigkeiten erforderlich sind. Der Körper eines Menschen hat stets die gleichen Bedürfnisse, damit er funktioniert, daher muss man eigenverantwortlich unter anderem auch auf die Witterungsbedingungen und den Schutz vor diesen achten sowie auch die anderen Bedürfnisse wie Nahrung und Wasser abdecken, damit der Körper störungsfrei funktionieren kann.

In den nachfolgenden Kapiteln werden Sie zahlreiche Informationen und Tipps erhalten, die für jeden Survival-Abenteurer die Voraussetzung für das Überleben in der Wildnis schaffen kann.

Auf geht's in das große Abenteuer

Wie jedes Abenteuer fängt auch dieses mit einigen allgemeinen Informationen an, um Klarheit über bestimmte Begriffe zu bekommen und um zu erfahren, welche Möglichkeiten es für Survivalisten gibt. Es geht aber auch um bestimmte gesetzliche Regelungen, die in Deutschland beachtet werden müssen, denn sonst kann es sehr schnell unerwünschten Ärger geben und das Abenteuer ist schneller zu Ende, als man es erwartet hat.

BUSHCRAFT ODER SURVIVAL – DER UNTERSCHIED

Häufig liest oder hört man die Begriffe „Bushcraft" und „Survival" in einem Zusammenhang, doch das ist nicht korrekt und daher werde ich nachfolgend detaillierter auf die Unterschiede eingehen.

Bushcraft – Leben in und mit der Natur

Der Bushcraft-Abenteurer, frei übersetzt ein Busch-Handwerker, lebt in und mit der Natur auf einer freiwilligen Basis. Alle verfügbaren Fähigkeiten und Ressourcen werden dabei genutzt. Dazu gehören beispielsweise u.a. auch die nachfolgenden Ausrüstungen:

- Hängematte
- Gaskocher
- Geschirr aller Art
- Werkzeugkasten
- Äxte, Messer usw.

Bei Bushcraft geht es einfach darum, dass man in der Wildnis mit den natürlichen Materialien aus der Natur eine Bleibe schaffen kann, um dadurch wieder eine engere Bindung zur Natur und deren Nutzung zu bekommen. Dies ist natürlich für handwerklich begabte Menschen besonders reizvoll, denn der Bau eines wetterfesten Unterstandes oder die Fähigkeit, selbst ein Feuer zu machen, gibt natürlich jedem das gute Gefühl, im Einklang mit der Natur leben zu können und die längst vergessenen Bräuche unserer Urahnen wieder zu Leben zu erwecken und zu praktizieren.

Survival – Überleben in der Natur durch Improvisation

In der Wildnis mit minimaler oder gar ganz ohne Ausrüstung zu überleben, völlig abseits von jeder Zivilisation, sich den elementaren Gegebenheiten stellen und dabei völlig auf sich selbst gestellt zu sein: das ist ein Survival-Abenteuer. Dies erfordert spezifisches Wissen sowie verschiedene Fähigkeiten, die das Überleben in Notsituationen sicherstellen sollen.

Frei von allen Dingen, die im alltäglichen Leben als notwendig erscheinen, die man aber zum Leben nicht unbedingt braucht: das, was man wirklich braucht, findet man in der Wildnis und vielleicht ist sogar das Überleben in und mit der Natur eines der letzten bedeutsamen Abenteuer in einer von technischem Fortschritt überrannten Welt.

Dabei ist bei einem Survivalisten besonders die Gesundheit das wichtigste Gut, egal ob körperlich oder psychisch, denn dies kann darüber entscheiden, wie dieses Abenteuer ausgehen wird.

Um in der Natur leben zu können, benötigt man spezielle Fähigkeiten, um sich in der entsprechenden Umgebung zurecht zu finden, sich etwas zu essen und zu trinken zu besorgen und sich vor der jeweiligen Witterung und auch den eventuellen Gefahren schützen zu können. Zur richtigen Lebenseinstellung zählen zum einen der feste Glauben an sich selbst und zum anderen der Respekt und die Achtung gegenüber der Natur. Wer allerdings das Survival-Abenteuer als einen Kampf sieht, macht es sich nur unnötig schwer, denn es geht hierbei um das Wissen und die speziellen Fähigkeiten, die von einem Survivalisten abverlangt werden.

Wer sich zum ersten Mal in ein solches Abenteuer stürzen will, sollte seine ersten Versuche in einem heimischen Wald und immer mit einer Begleitperson ausprobieren, denn auf diese Weise können Sie wichtige Erfahrungen sammeln und sich beispielsweise in einer Notsituation gegenseitig helfen.

SURVIVAL LERNEN UND TRAINIEREN

Bevor man überhaupt mit einem Survival-Abenteuer beginnen kann, muss man sich über bestimmte Dinge Klarheit verschaffen, sonst ist ein Scheitern vorprogrammiert und kann zu schweren gesundheitlichen Schäden führen.

Dabei ist es besonders wichtig, eine ehrliche Einschätzung der persönlichen gesundheitlichen Verfassung zu machen. Hinterfragen Sie nicht nur Ihren körperlichen und psychischen Zustand, sondern auch, ob Sie das erforderliche Wissen und Können haben, um ein solches Abenteuer zu bewerkstelligen. Auch die eigene Beurteilung sollte man - bezüglich was man akzeptieren kann, was gar nicht geht und was noch optimiert werden könnte – hinterfragen.

Sie sollten wissen, wo Ihre eigenen Grenzen liegen, denn auch das ist ein wichtiger Faktor für solch ein Abenteuer. Sollte man sich nicht sicher sein, dann ist es auf jeden Fall zu empfehlen, noch eine gewisse Zeit an der Steigerung der Leistungsfähigkeit sowie der Verbesserung von speziellen Techniken zu arbeiten, denn man bringt sich sonst selbst und eventuelle Begleitpersonen in große Gefahr. Der psychologische Aspekt ist unter anderem eine der wichtigsten Voraussetzungen, um dieses

Abenteuer unbeschadet zu überstehen. Eine prinzipiell positive Grundeinstellung hilft Ihnen bei dem Bestehen von schwierigen Situationen und sollte trotzdem etwas Unvorhergesehenes passieren, dann sind Sie auch in der Lage, entsprechend zu reagieren.

Denken Sie also nicht über Dinge nach, die man nicht ändern kann, sondern überlegen Sie, wie Sie das Beste daraus machen können. Zusätzlich sollte man ein Macher sein, der zupackt, wenn es erforderlich ist, und nicht erst aufgefordert werden muss, um zu helfen. Stellen Sie sich einfach die Frage, ob Sie ein positiv denkender Mensch und ein Macher sind. Im Gegensatz dazu ist das Vorhaben zum Scheitern verurteilt, wenn Sie ein Pessimist und eher ein Analytiker sind, denn schon allein eine negative Einstellung zum Leben wirkt sich auf die psychische und physische Verfassung Ihres Körpers aus.

Auch wenn man jetzt denkt, dass man beide Eigenschaften besitzt, sollte man im alltäglichen Leben ausprobieren, ob es wirklich so ist. Kann man dies alles mit einem eindeutigen „Ja" beantworten, hat man eine wichtige Hürde genommen.

Weiterhin sollte man so viele Informationen wie möglich von dem geplanten Gebiet in Erfahrung bringen. Hierbei ist wichtig, zu wissen, mit welchem Klima Sie es vor Ort zu tun haben, um auf extreme Situationen vorbereitet zu sein. Auch über die Naturgegebenheiten sollte man sich ausreichend informieren, denn Nahrung und Wasser sind die wichtigsten Elemente, um überleben zu können.

Letztendlich braucht man auch alles Wissenswerte über die Wetterphänomene in dieser Region, wie beispielweise Tornadozeiten, Monsunregen, Überschwemmungen, Gewitter, Lawinen etc. Hilfreich hierbei sind auch die guten alten Landkarten, denn eine App auf dem Smartphone ist aufgrund von technischen Problemen nicht zuverlässig und kann Sie durch Orientierungslosigkeit in eine prekäre Situation bringen. Besorgen Sie sich aber auch die spezifische Literatur für das geplante

Gebiet und holen Sie sich fachkundigen Rat von erfahrenen Survivalisten ein. Die Planung eines solchen extremen Abenteuers muss sorgfältig und detailliert vorbereitet werden. Die genauen Zielsetzungen müssen definiert und die speziellen Strategien und entsprechenden Lösungen dazu ausgearbeitet werden. Dabei sollte man mögliche Probleme einkalkulieren und ebenso auch die möglichen Lösungsansätze bereits im Vorfeld durchdenken.

Unabhängig davon, wo Ihre Reise hingeht, sollte man immer einen eventuellen Ernstfall einplanen. Daher ist es absolut notwendig, dass man auf jeden Fall eine Reisekrankenversicherung abschließt. Hierbei sollte man intensiv prüfen, dass wirklich alles von der Versicherung abgedeckt wird, denn an dieser Stelle zu sparen, kann jedem Survivalisten zum Verhängnis werden.

Es müssen daher für die komplette Reisedauer alle Länder berücksichtigt werden und informieren Sie die Versicherung auch über besonders gefährliche Aktionen, wie beispielsweise das Klettern auf den Mount Everest oder auch Sprünge mit einem Fallschirm, denn sonst kann es passieren, dass Sie die entstandenen Kosten selbst tragen müssen, weil man versäumt hat, diese Informationen bei der Versicherung anzugeben.

In der Regel hat man in Deutschland und innerhalb von Europa einen bestimmten Grundschutz, dieser greift aber nicht, wenn man sich über einen längeren Zeitraum hinweg in der Wildnis aufhält. Daher ist eine Auslandskrankenversicherung auf jeden Fall anzuraten.

Die letzte wichtige Absicherung ist eine Unfallversicherung und sollte man sowieso eine solche Versicherung haben, muss man hier ebenfalls prüfen, welche Arten von Unfällen in dieser Versicherung abgedeckt sind und ob dies ausreichend für Ihr Abenteuer ist. Erkundigen Sie sich auch nach einem kombinierten Versicherungspaket und eventuell einer zeitlichen Befristung, wenn Sie beispielsweise nur einmal im

Jahr ein solches Abenteuer unternehmen. Sobald man die Versicherungsunterlagen erhalten hat, notiert man sich alle Telefonnummern für den Notfall, da die gewählte Versicherung im Falle eines Falles der erste Ansprechpartner für Sie ist und auch alles andere für Sie veranlasst. Hilfreich ist es auch, wenn man die Versicherungsunterlagen mit dem Smartphone abfotografiert, unabhängig davon, dass diese Unterlagen auch zu Ihren anderen Reiseunterlagen gehören.

Besonders wichtig ist auch, dass man andere Menschen über die geplante Strategie, die Routen und Ziele informiert. Stimmen Sie einen bestimmten Rhythmus ab, in dem Sie sich regelmäßig bei Ihren Angehörigen melden. Auch eine Kopie der Versicherungsunterlagen, die Sie für das Abenteuer abgeschlossen haben, sollte man in Kopie den Personen Ihres Vertrauens zur Verfügung stellen. Je detaillierter man die Angaben bei Angehörigen oder den zuständigen Rettungsdiensten hinterlässt, desto einfacher kann man im Notfall gefunden und gerettet werden.

Die konstruktive und mentale Stärke sowie die eigene Persönlichkeit müssen entwickelt und gepflegt werden, denn die wichtigsten Faktoren für einen „Überlebenskampf“ sind der Überlebenswille und eine starke mentale Einstellung.

Daher muss der Körper vor Beginn eines solchen Abenteuers trainiert werden, denn die Kondition und die Kraft sind eine wichtige Voraussetzung für das Gelingen. Man muss wissen, was man für ein Leistungslevel hat und sollte dieses gegebenenfalls langsam steigern. Ihre Gesundheit ist ein wertvolles Gut, daher sollten Sie auch auf eine ausgewogene Ernährung achten, da der Körper andere Bedürfnisse als im normalen Alltag hat. Hierbei sollte man auch das Fasten üben, denn auch eine solche Situation muss man trainieren, immer davon ausgehend, dass man nicht ständig genügend Nahrung zur Verfügung hat.

Auch die Survivalfähigkeiten müssen trainiert und erweitert werden. Dazu sind regelmäßige Übungen in einer sicheren, aber trotzdem zweckbezogenen Umgebung erforderlich. Man muss jede relevante Technik für ein solches Abenteuer simulieren, beispielsweise für eventuell auftretende Notfälle, bis man mit geschlossenen Augen sofort weiß, was man zu tun hat, erst dann beherrscht man diese Techniken richtig.

Wann hatten Sie denn Ihren letzten Erste-Hilfe-Kurs? Nun wahrscheinlich liegt dies auch schon einige Jahre zurück, aber für das, was Sie vorhaben, sind medizinische Fähigkeiten unabdingbar. In der Natur kann ein kleiner Kratzer zu schweren Entzündungen führen, daher ist eine richtige Versorgung der scheinbar kleinen Verletzung sehr wichtig.

Man sollte stets ein Erste-Hilfe-Set haben und sich mit dem Inhalt sehr gut auskennen, um in der entsprechenden Situation das Richtige zu tun. Da man aber nicht eine ganze Apotheke mit auf die Reise nehmen kann, sollte man auch wissen, wie man aus welchen Pflanzen ein Heilmittel herstellen und natürlich auch richtig einsetzen kann. Da dies auch von dem Gebiet abhängt, wo man sich aufhält, muss man sich vorher mit den dort wachsenden Pflanzen beschäftigen.

Größte Sorgfalt ist bei der Planung der Ausrüstung notwendig, dies ist natürlich auch abhängig davon, wie lange Sie das Abenteuer geplant haben. Bei der Lagerung und der Pflege von Bekleidung, einem Rucksack, Werkzeugen, Messer etc. muss beachtet werden, dass alles hundertprozentig in Ordnung sein muss. Berücksichtigen muss man hierbei auch, dass man die Ausrüstung im Einsatz warten und reparieren kann.

Man muss genau wissen, was man braucht und warum, hinterfragen Sie daher immer, wofür man das braucht und ob es dazu eine Alternative aus der Natur gibt. Alles muss logisch und jederzeit griffbereit verpackt werden: testen Sie doch einfach mal, ob Sie mit geschlossenen Augen ein bestimmtes Werkzeug finden. So kann man auch trainieren, was am richtigen oder falschen Platz liegt. Für Notfälle sind verschiedene Mittel zur Kommunikation notwendig. Ein gutes Smartphone oder ein Funkgerät sind auf jeden Fall eine Möglichkeit, aber man sollte sich auch nicht allein nur auf diese Technik verlassen. Wie jeder weiß, hat im entscheidenden Moment das Smartphone keinen Empfang und bei dem Funkgerät sind gerade die Batterien leer. Daher ist es empfehlenswert, die wichtigsten Notfallzeichen im Morse-Code oder international anerkannte Boden- und Luftzeichen zu kennen. Für den Morse-Code kann man sich günstig einen Morse Decoder und entsprechende Literatur für das Morse-Alphabet kaufen.

Bei gründlicher Sorgfalt und einem praxisbezogenen Training sind Sie sehr gut vorbereitet auf das Abenteuer in der Wildnis. Vertrauen Sie niemals nur dem Wissen aus einem Buch, sondern trainieren Sie es in der Praxis, denn nur durch eigene Erfahrungen lernt man, Gefahren auf ein Minimum zu reduzieren, denn auch die beste Vorbereitung bewahrt Sie nicht vor Überraschungen in der Realität und darauf muss man vorbereitet sein.

SURVIVAL FÜR KINDER UND ÄLTERE MENSCHEN

Natürlich muss man dies mit einem klaren Nein beantworten, wenn Sie jetzt denken, dass es sich um das reine Survival-Abenteuer handelt. Anders sieht das aber wieder bei Bushcraft-Abenteuern aus, denn dies ist für Kinder genauso ein tolles Erlebnis wie für ältere Menschen, die gesundheitlich noch fit sind.

Ich möchte Ihnen aber eine andere Art von Survival näherbringen, woran wahrscheinlich viele gar nicht denken. Hierbei geht es um den Einsatz von bestimmten Überlebensstrategien für Kinder und ältere Menschen, die durch das ruhige und überlegte Handeln bestimmter Herausforderungen den Lebensalltag stressfreier bewältigen und zur richtigen Zeit die richtigen Entscheidungen treffen können.

Da jedes Kind eine eigene Persönlichkeit hat, egal ob es ein wildes oder ängstliches Kind ist, sollte man frühzeitig eine Aufstellung von bestimmten Situationen anfertigen, die auf die ganze Familie abgestimmt wird, also auch auf Opa und Oma. Beispielsweise betreut die Oma regelmäßig Ihre Kinder, wenn Sie arbeiten. Stellen Sie sich die Situation vor, dass die Oma stürzt und nicht ansprechbar ist: Was passiert Ihrer Meinung nach? Die Kinder könnten panische Angst bekommen und wissen nicht, was sie tun sollen.

Stellen Sie sich folgende alltägliche Situation vor:
Sie sind mit den Kindern auf Shoppingtour in einer Großstadt und ein Kind ist plötzlich verschwunden. Das löst nicht nur bei Ihnen Angst aus, sondern auch bei Ihrem Kind. Instinktiv versucht das verängstigte Kind, die Familie zu finden. Genau hier ist der erste Ansatz für eine Survival-Fähigkeit, wenn Sie Ihren Kindern beibringen, nicht auf die Suche nach der Familie zu gehen, sondern sich erst einmal hinzusetzen und nachzudenken. Stellen Sie sich nun vor, Sie haben Ihrem Kind in seinen Rucksack, eine Trillerpfeife, ein helles Halstuch und eine Flasche Wasser gesteckt und ihnen auch den Umgang damit erklärt. Hat das Kind gelernt, dass es die Trillerpfeife zum Rufen, das Halstuch zum leichteren Wiederfinden in der Menschenmasse benutzen kann und das Wasser rationieren muss, so werden Sie relativ schnell wieder vereint sein.

Auch was Kinder bei einem medizinischen Notfall zu tun haben, ist leicht erlernbar. Denken Sie an die oben erwähnte gestürzte Oma und üben Sie mit den Kindern, wie man einen Notruf an Sie oder einen Nachbarn versendet und welche erforderlichen Angaben sie machen sollen. Vermitteln Sie aber vor allem den Kindern, dass sie ruhig bleiben sollen, bis die Hilfe von Ihnen oder einem Nachbarn eintrifft. Dies kann man alles spielerisch zu Hause üben.

Noch sicherer werden die Kinder und auch die älteren Menschen, wenn ein Erste-Hilfe-Kurs besucht wird, dadurch können sie die Situation besser einschätzen und eventuell auch erste Hilfsmaßnahmen ergreifen.

Es gibt aber auch andere Situationen, die man im eigenen Heim trainieren kann. Beispielsweise kann ein Stromausfall abends bei einigen Kindern zu Ängsten führen. Simulieren Sie einen Stromausfall in Form eines Spieles, bei dem sich keiner Sorgen machen braucht. Geben Sie den Kindern ein Gefühl von Abenteuer, bereiten Sie das Abendessen auf dem Grill, zeigen Sie ihnen, wo sich die Taschenlampen befinden, der Kühlschrank sollte natürlich geschlossen bleiben. Durch das Training werden Ihre Kinder eine solche Situation mit Erfolg und Selbstbewusstsein meistern.

Es gibt noch viele andere Möglichkeiten, wichtig dabei ist nur, dass Sie auch Oma und Opa mit einbinden, denn auch ältere Menschen neigen bei bestimmten Situationen dazu, in Panik zu geraten, weil sie sich einfach überfordert fühlen.

ZU BEACHTENDE GESETZE IN DEUTSCHLAND

Die beiden Abenteuer Bushcraft und Survival sind in Deutschland nicht so einfach zu erleben, denn es gibt gesetzliche Regelungen, die solch ein Abenteuer nur unter bestimmten Voraussetzungen erlauben. Um es aber gleich vorweg zu nehmen: trotz der gesetzlichen Regelungen gibt es verschiedene Möglichkeiten, Bushcraft oder auch Survival zu praktizieren.

Dafür gibt es in Deutschland zahlreiche Varianten, denn beispielsweise können Sie bei einem Veranstalter entweder ein Bushcraft- oder ein Survival-Camp buchen, um ein identisches und typisches Abenteuer zu erleben. Dies ist besonders geeignet, wenn man noch keine Erfahrung mit diesen Abenteuern hat oder auch dieses Naturerlebnis mit Kindern zum ersten Mal erleben möchte.

Es ist auf jeden Fall das *„Gesetz zur Erhaltung des Waldes und zur Förderung der Forstwirtschaft"* vom Bundesministerium der Justiz und für Verbraucherschutz zu beachten. Laut § 14 des Bundeswaldgesetztes ist es erlaubt, die deutschen Wälder zur Erholung und Entspannung zu betreten. Es ist also zulässig, einen Wald zu betreten und sich abseits der Waldwege zu bewegen. Dies bedeutet jedoch nicht, dass man dann auch ein Feuer machen oder einen Lagerplatz mit Zelt aufstellen darf.

Hierzu muss man wissen, dass alle Wälder in Deutschland persönliches Eigentum von irgendjemandem sind. So ist es auch klar geregelt, dass der Wald den Bundesländern, Kirchen und Kommunen, dem Bund oder auch zu einem Privatbesitz gehört. Die Vorgaben des Bundeswaldgesetztes und der Waldeigentümer müssen befolgt werden, da es sonst zu empfindlichen Bußgeldern kommen kann.

Letztendlich geht es dabei darum, dass der Lebensraum der Pflanzen und Tiere in jedem Wald geschützt werden muss. Dies ist auch leicht nachvollziehbar: Stellen Sie sich vor, jeder würde in den Wald marschieren, sich einen Lagerplatz oder eine kleine Hütte bauen, Partys veranstalten, etc. Am nächsten Tag fahren dann alle wieder nach Hause und hinterlassen großes Chaos. Man kann davon ausgehen, dass der Eigentümer den Müll und die angerichteten Schäden beseitigen müsste. Klar ist dann wohl auch, dass die Natur enorm leidet und das empfindliche Gleichgewicht gestört wird.

Empfehlung:
Es ist natürlich nicht ausgeschlossen, dass man eine Begegnung mit einem Förster, Jäger oder Aufseher haben kann. Hier gilt: hat man sich mit der Gesetzgebung beschäftigt, fühlt man sich sicherer und ist auch entspannter. Den Unwissenden zu spielen, funktioniert nicht und man erweckt bei der gegenüberstehenden Person eher Misstrauen. Eine Eskalation sollte vermieden werden, denn dabei können Sie nur verlieren, denn das Gesetz ist auf der Seite der anderen Person – er sitzt sprichwörtlich am längeren Hebel.

Unterhalten Sie sich mit der anderen Person über den Wald, die Pflanzen und die Tierwelt, denn jeder Förster, Jäger oder Aufseher ist in der Regel ein naturverbundener Mensch und so können Sie Gemeinsamkeiten signalisieren, wodurch ein Gespräch stressfreier gestaltet werden kann. Erläutern Sie, warum es Sie in den Wald zieht, beispielsweise zur Erholung oder um neue Dinge zu lernen. Vermitteln Sie ihm, dass Sie den Wald so verlassen, wie Sie ihn vorgefunden haben und auch den Müll von anderen Leuten einsammeln. Dies alles ist eine gute Voraussetzung, um eine vernünftige Kommunikationsbasis zu schaffen und auch eine gewisse Toleranz bei dem Förster oder Jäger zu erzielen.

Feuerholz im Wald sammeln

Da es sich bei jedem Wald in Deutschland um keinen rechtsfreien Raum handelt, sind natürlich auch hier bestimmte Regeln zu beachten und auch einzuhalten, da alles, was man im Wald vorfindet, im Grunde dem Eigentümer gehört.

Hierzu zählen nicht nur die Bäume, sondern auch totes Holz am Baum oder auf dem Boden, aber auch Tannenzapfen, Rinde, Geweihe etc. Auch hier muss man wissen, dass beispielsweise Totholz ein wesentlicher Bestandteil des Naturschutzes ist und nützlich für einen guten Mutterboden herumliegt. Dazu kommt, dass es auch ein wichtiger Lebensraum für Kleintiere ist. Dies bedeutet, dass prinzipiell keine Holzstücke, Äste oder Zweige im Wald gesammelt oder auch mitgenommen werden dürfen.

Aber auch hier gibt es eine Ausnahmeregelung und die gilt für „Leseholz". Hierbei handelt es sich um Äste und Zweige, aber auch Tannzapfen und Baumrinde, die als morsches und dürres Holz von selbst auf den Boden gefallen sind. Jedoch haben bezüglich Leseholz einige Bundesländer spezielle Landeswaldgesetze, die sich auf die Nutzung und

Sammlung beziehen. Es gilt also hier auch wieder, dass bei privaten Waldeigentümern nur mit einer Genehmigung Leseholz entnommen werden darf. Ist allerdings das Sammeln von Leseholz prinzipiell erlaubt, so darf dies nur in Staatswäldern genutzt und auch mitgenommen werden. Ein prinzipielles Verbot für alle Bundesländer gilt allerdings in den Naturschutzgebieten, denn dort darf gar kein Holz gesammelt werden.

Beachten Sie jedoch auf jeden Fall, dass man ohne Genehmigung keine Bäume fällen darf, denn auch hier handelt es sich um eine Ordnungswidrigkeit und das Bußgeld beträgt bis zu 50.000,00 € für einen einzelnen Baum und bei mehreren Bäumen wird es dann richtig bitter, denn da können bis zu 100.000,00 € fällig werden.

Sollte man dann noch auf die Idee kommen, den Baum mit aus dem Wald zu nehmen, liegt hier eine Straftat wegen Diebstahls vor und man bekommt eine Strafanzeige. Man sollte auch nicht, wenn ein gefällter Baum herumliegt, den Irrglauben haben, dass man den ja einfach mitnehmen kann. Aufgrund der Tatsache, dass Holzdiebstahl in Deutschland ein großes Problem darstellt, werden von der Försterei und der Polizei die gefällten Bäume mit einem GPS-Sender versehen. Wird der Baum bewegt, wird sofort ein Signal als Alarm ausgelöst. Solche Straftaten haben dann allerdings auch härtere Konsequenzen, wie beispielsweise Geld- oder sogar eine Freiheitsstrafe von bis zu 5 Jahren.

Das Waffengesetz für Einhandmesser

In Deutschland dürfen Einhandmesser mit einer feststellbaren Klinge öffentlich nicht mitgeführt werden. Es ist nur erlaubt, diese Art von Messern zu Hause, in Geschäftsräumen oder auf eigenem Grund und Boden zu besitzen und zu benutzen.

Dabei spielt die Größe der Klinge keine Rolle, da es hauptsächlich um die festgestellte Klinge geht. Bei Verstoß gegen das Waffengesetz kommt es zu einer Ordnungswidrigkeit, die eine Geldstrafe von bis zu 10.000,00 € und das Einziehen des Gegenstandes zur Folge hat. Für Ausnahmesituationen wie beispielsweise zur Berufsausübung oder Sportveranstaltungen kann eine Genehmigung bei der zuständigen Waffenbehörde beantragt werden. Dies kann auch nachgelesen werden im Waffengesetz des Bundesministeriums der Justiz und für Verbraucherschutz.

Kommen wir jedoch erst einmal zu der Definition, was ein Einhandmesser ist, denn hierbei handelt es sich um ein Klappmesser, das man mit einer Hand öffnen kann und bei dem sich die Klinge von selbst fest einklinkt. Es gibt bei diesen Messern auch Schließtechniken, wobei sich die Klinge wieder mit einer Hand schließen lässt. Eigentlich wurden diese Messer für Menschen mit Behinderungen erfunden, damit sie auch in der Lage sind, ein Messer mit nur einer Hand zu öffnen. Im Gegensatz dazu zählt aber ein Taschenmesser nicht dazu und fällt daher auch nicht unter das Waffengesetz, weil man es mit beiden Händen aufklappen muss. Prinzipiell kann man sagen, dass alle Messer erlaubt sind, die keine Klinge haben, die mit einer Hand geöffnet werden können und die eine feststellbare Klinge haben.

Auch die Größe einer Messerklinge ist unabhängig von der Art des Messers gesetzlich geregelt, denn man darf kein Messer mit sich führen, das eine Klingenlänge von mehr als 12 cm hat. Hierbei ist unrelevant, ob es sich um ein feststellbares oder normales Messer handelt.

Für Survivalisten und Bushcrafter gilt aber ganz klar, dass sie keine Genehmigung für das Tragen eines Einhandmesser mit feststellbarer Klinge erhalten. Es gibt aber trotzdem für jeden Abenteurer noch viele verschiedene Alternativen für das richtige Messer.

Übernachtung im Wald

Im Wald ein Zelt aufzustellen, ist zwar keine Straftat, wird aber als Ordnungswidrigkeit geahndet. Wird man von dem Eigentümer oder auch einem Förster erwischt, geht das definitiv nicht straffrei aus. Die Bußgelder können dabei unterschiedlich hoch sein, denn dies richtet sich nach den besonders kritischen Gebieten wie beispielsweise Naturschutzgebiete, Biotope, Nationalparks oder Naturdenkmäler.

Hält man sich trotzdem nicht an die gesetzlichen Vorgaben, werden, je nach Bundesland und der Schwere des Vergehens, Bußgelder von fünf bis 500€ auferlegt. Liegen aber auch Straftaten wie Hausfriedensbruch (unerlaubtes Betreten von Privateigentum) oder auch eine Sachbeschädigung vor, kann eine Geldstrafe bis zu 5.000€ fällig werden.

Möchte man trotzdem gerne einmal unter dem Sternenhimmel schlafen, ist dies bei Einhaltung bestimmter Voraussetzungen durchaus möglich. Weiß man, wo man genau hingehen will, sollte man sich vorher bei der Stadt oder dem Forstamt darüber informieren, wem das Waldgebiet, in dem man übernachten möchte, gehört. Setzen Sie sich mit dem Eigentümer in Verbindung und erläutern ihm Ihr Vorhaben als Naturliebhaber. Dabei sollten Sie ihm versichern, dass alle Spuren der Übernachtung beseitigt werden und Sie den Wald einschließlich der Pflanzen und Tiere respektieren. Um jederzeit nachweisen zu können, dass Sie eine Berechtigung für die Übernachtung im Wald haben, sollten Sie sich die Genehmigung schriftlich geben lassen und bei sich führen.

Wollen Sie sich diese Prozedur ersparen, denken Sie doch einmal darüber nach, ob es wirklich unbedingt ein Zelt sein muss, denn eine Übernachtung mit dem Schlafsack und einer Isomatte oder auch in einer Hängematte mit einem Schlafsack sind nämlich erlaubt. Sollten die Witterungsbedingungen nicht warm genug sein, empfiehlt es sich, ein Tarp zu verwenden. Ein Tarp ist in den meisten Fällen eine rechteckige Zeltplane, die mit Ösen versehen sind und daher leicht befestigt werden kann. Der Vorteil dabei ist, dass man eine offene Überdachung hat, die vor Regen und direkter Sonneneinstrahlung schützt.

Eine weitere wichtige Regelung ist, dass das Rauchen im Wald in den meisten Bundesländern für einen gesetzlich festgelegten Zeitraum verboten ist. Hier sollte man sich unbedingt vorher informieren, da es für das Rauchverbot einerseits einen Zeitraum vom 01.03. bis zum 31.10. des Jahres gibt und andererseits auch in einigen Bundesländer das Rauchen ganzjährig verboten ist.

Tierfallen und die Jagd

In dem für Deutschland geltenden Strafgesetzbuch § 292 – Jagdwilderei ist ganz klar definiert, dass das Jagen strengstens verboten ist. Dies bedeutet, dass man keine Wirbeltiere töten darf.

Auch die Definition „Jagen" ist klar formuliert, nämlich das Fangen, Nachstellen und Erlegen von Tieren. Dabei spielt die Art der Waffe keine Rolle, dazu zählt das Töten mit den eigenen Händen, mit einem Messer, einer Steinschleuder, einem selbstgebauten Speer sowie Waffen wie ein Gewehr, Pfeil und Bogen und sonstigen Waffen. Es gibt im Allgemeinen dafür keine Ausnahme-Regelung, denn das Jagen mit schleudernden, schießenden und fliegenden Waffen ist verboten.

Menschen, die Tiere erlegen, die keine Ausbildung als Jäger haben und keinen Jagdschein besitzen, werden als Wilderer bezeichnet. Dies bezieht sich jedoch nicht nur auf das Töten von Tieren, sondern auch auf das Mitnehmen von Geweihen, Knochen, Federn und Fellen. Wird man als Wilderer gestellt, drohen Geldstrafen und abhängig von der Schwere des Falles bis zu 5 Jahren Gefängnis. Zu schweren Vergehen zählt beispielsweise das Jagen in Nacht- und Schonzeiten unter Anwendung von Schlingen oder anderen nicht jagdgerechten Mitteln sowie das Jagen von Tieren mit mehreren bewaffneten Beteiligten.

Die einzige Ausnahme hierbei bezieht sich auf Personen, die einen gültigen Jagdschein und einen Waffenschein besitzen. Hierzu ist eine Ausbildung als Jäger erforderlich, wobei hier natürlich die Volljährigkeit vorliegen muss.

Für Tierfallen gilt ebenfalls ein striktes Verbot und sie dürfen nicht aufgestellt werden, auch nicht, wenn man die gefangenen Tiere danach wieder laufen lassen will. Nun stellt sich die Frage: Wie kann ein Neuling als Survivalist ausprobieren, ob er diese Fähigkeit überhaupt besitzt bzw. wie kann er es üben und seine Fähigkeiten ausbauen? Natürlich kann man das Bauen einer Falle üben, aber die Falle muss beim Verlassen des Gebietes wieder entschärft bzw. abgebaut werden. Allerdings ist auch hier zu beachten, dass kein Tier durch die Falle zu Schaden kommen darf, denn dann ist es Wilderei und es greift das Strafgesetzbuch.

Auch für Reptilien, Amphibien, Schnecken und Insekten gibt es starke Einschränkungen. Dazu sollte man sich auf jeden Fall mit der Roten Liste für bedrohte und geschützte Tierarten beschäftigen, die weder gejagt, getötet noch gegessen werden dürfen. Dazu gehören alle Reptilien, Amphibien und Schnecken, dazu zählt auch die sicher jedem bekannte Weinbergschnecke. Bei Insekten sind ebenfalls einige Arten besonders geschützt, dazu zählen unter anderem die Bienen und Hummeln, der Schwalbenschwanz, die Gottesanbeterin, der Goldkäfer und noch einige mehr.

Planung eines Survival-Abenteuers

Eine verantwortungsbewusste Planung ist die Grundvoraussetzung für ein Survival-Abenteuer. Man sollte immer bedenken, dass es hier nicht um einen Wanderausflug geht, sondern bei leichtsinniger Planung Gefahr für Ihr Leben besteht. Als Abenteuer-Neuling sollte man auch nicht gleich übertreiben und sich selbst überschätzen, fangen Sie klein an und suchen Sie sich ein Waldgebiet, das Ihnen vielleicht sogar vertraut ist. So bekommt man ein erstes Gefühl für solch ein Abenteuer, bevor man sich in die große weite Welt hinaus trauen kann.

Unabhängig davon, ob man aus Freude an einem Abenteuer oder beim Wandern aufgrund einer Notsituation auf die Fähigkeiten aus der Survival-Erfahrung zugreifen muss, sollte man sich darüber im Klaren sein, dass ein Survival-Abenteuer für ein strategisches Leben und Überleben in der Wildnis steht, selbst dann, wenn eine Situation im ersten Moment eher nach einer aussichtslosen Gegebenheit aussieht.

PRÄZISE PLANUNG DER ABENTEUER-ROUTE

Bevor man an die Details der Planung geht, muss zunächst der richtige Ort gewählt werden. Dabei ist eine Aufstellung nützlich, welche Ziele man eigentlich hat. Soll es das Gefühl von echter Wildnis in der Nähe von Ortschaften sein oder möchte man lieber völlig auf sich selbst gestellt sein? Möchte man lieber in einem Zelt, einem selbstgebauten Unterschlupf oder in einer Hängematte schlafen?

Will man sich während diesem Abenteuer vollständig selbst mit Nahrung versorgen oder sich ab und zu mit frischen Lebensmitteln aus der Zivilisation versorgen? Bei einem Survival-Abenteuer gibt es keine falsche oder richtige Entscheidung in Bezug auf die Art und Weise, wie man in der Wildnis überleben will. Unabhängig davon, was andere sagen, denken Sie immer daran: Es ist Ihr Abenteuer und Sie entscheiden immer selbst, was für Sie wichtig ist.

Es gibt auf der ganzen Welt viele unberührte Gebiete, um für eine bestimmte Zeit die Wildnis mit ihrer ganzen Schönheit und auch Gefahr zu erleben. Unabhängig davon, ob es jemanden in die Wälder von Deutschland zieht oder ob es eine weitere Reise in andere Länder sein soll, es gilt bei jeder Art das gleiche Prinzip – man muss sich vorher über die geplante Umgebung informieren, um keine Überraschungen zu erleben. Hierbei spielt die Klimaregion eine wesentliche Rolle und erfordert eine besondere Aufmerksamkeit, damit man unter anderem auch die richtige Bekleidung einpackt.

Man unterscheidet beispielweise 5 Klimazonen:

Die polare Zone – trocken und kalt

Die polaren Klimazonen, dazu zählen der Nord- und der Südpol, sind in der Regel Kältewüsten, die Böden sind permanent tiefgefroren, es gibt kaum Niederschlag und reduzierten Sonnenschein, die Temperaturen liegen eher selten über dem Gefrierpunkt und die Polarnacht erstreckt sich über mehrere Monate.

Die subpolare Zone – feucht und kalt

Die subpolaren Zonen schließen sich an die Polaren Klimazonen an und sind nur sehr schmal. Typisch für diese Region ist das vorhandene Landschaftsbild der Tundra, es gibt lange Winter mit geringem Niederschlag und einen halbjährlichen Wechsel von außertropischen Winden aus dem Westen im Sommer und polaren Winden aus dem Osten im Winter.

Der Sommer ist länger und wärmer als in den polaren Regionen, wodurch auch diverse Gräser wachsen können. Trotzdem betragen die Temperaturen im Sommer nicht mehr als ca. 10 Grad Celsius. Das Klima ist trotz geringer Niederschläge das ganze Jahr über feucht, da der Boden tiefgefroren ist und so das Wasser nicht abfließen kann.

Die gemäßigte Zone - mild und nass

Angrenzend an die subpolaren Zonen folgt eine gemäßigte Region, wozu auch Deutschland gehört. In dieser Region sind die typischen 4 Jahreszeiten mit verschiedenen Temperaturen und Niederschlägen vertreten. Es gibt verschiedene Klimatypen, beispielsweise von einem milden Seeklima mit viel Regen bis hin zum relativ trockenen Kontinentalklima mit extremen Temperaturschwankungen.

Die subtropische Zone - trocken und heiß

Die Subtropische Zone kann unterschiedlicher nicht sein, denn je nach Lage trifft man auf Wüsten, Halbwüsten und tropischen Regenwald. Diese Zonen sind klimatisch in tropische Sommer und nicht-tropische Winter unterteilt. So liegen die Temperaturen im Schnitt zwischen 25 und 40 Grad Celsius und die Regionen sind getrennt nach trockenen, winterfeuchten und immer feuchten Subtropen. Die trockenen Gebiete sind in der Regel Wüsten ohne jegliches Pflanzenwachstum, in den Savannen sind Gräser und ein geringer bzw. vereinzelter Baumbestand vorhanden. In den immer feuchten Subtropen hingegen ist das Landschaftsbild vergleichbar mit dem tropischen Regenwald, der das ganze Jahr hindurch mit einem kräftigen Pflanzenwachstum versehen ist.

Die tropische Zone - warm und feucht

Die tropische Zone befindet sich direkt am Äquator. In dieser Zone ist das Klima ganzjährig relativ gleichmäßig und es gibt die typischen

Regenwälder. Die Niederschläge können stark schwanken, da diese von den Passatwinden und deren jahreszeitlich bedingten Verschiebungen abhängig sind.

Alle diese Klimaregionen stellen ganz besondere und unterschiedliche Anforderungen an den Survival-Abenteurer und sollten nicht unterschätzt werden.

Bei der Planung sollte auch überlegt werden, in welchen Teil des ausgewählten Landes man gehen will, welche Richtung eingeschlagen werden soll, wo und wie man übernachten möchte und auch einige alternative Ausweichrouten einplanen werden, da es ja immer unerwartete Hindernisse wie beispielsweise starken Dauerregen oder Sturmvorhersagen geben kann und so ist man gleich darauf vorbereitet und hat einen Plan B. Beachten sollte man bei der Routenplanung, dass man verschiedene Etappen und Stationen in kleineren Orten einplant. Ist die Routenplanung abgeschlossen, sollte man diesen Plan mit der Familie oder den Freunden besprechen, da man unterwegs nicht immer erreichbar sein wird.

Hierbei geht es nicht darum, den Beteiligten die tolle Route zu zeigen, sondern es geht unter anderem um Ihre Sicherheit. Wichtig ist, dass die mit eingebundenen Angehörigen regelmäßig wissen, wo Sie sich befinden, denn sollte man länger nichts von sich hören lassen, kann so schneller eine das Leben rettende Hilfe für Sie organisiert werden, falls Sie sich in einer Notsituation befinden. Dies ist ein sehr wichtiger Aspekt, der Ihr Leben retten kann.

RECHTZEITIG INFORMIEREN ÜBER VISUM UND PERMITS

Hat man die Routenplanung abgeschlossen, sollte man sich um entsprechende Flüge, Visum und eventuell auch Permits kümmern. Der einfachste und effektivste Weg ist dafür, die einzelnen Stationen und Etappen auf der Routenplanung durchzugehen und im Internet zu überprüfen, ob es dafür Bestimmungen, Beschränkungen für einen Zugang oder Regelungen für ein Permit gibt.

Insbesondere in Naturschutzgebieten und Nationalparks gibt es Beschränkungen für Besucher, daher sollte man sich vorher zu einem festgelegten Termin anmelden. Die Beantragung sollte man so schnell wie möglich erledigen, da dies unter Umständen sehr lange dauern kann und die verfügbaren Besucherplätze in der Regel für viele Wochen und teilweise auch für Monate ausgebucht sind.

Informieren Sie sich auch, ob Sie ein Visum brauchen, damit Sie dieses rechtzeitig für das jeweilige Land beantragen können. Dabei ist zu beachten, dass es zwar auch möglich ist, an der jeweiligen Grenze ein Touristenvisum zu bekommen, aber darauf sollte man sich nicht verlassen und sich lieber vorher um die erforderlichen Genehmigungen zur Einreise kümmern. Dabei muss man auch berücksichtigen, dass man für die Beantragung genügend zeitlichen Vorlauf benötigt, da man in der Regel ein Visum nicht innerhalb einer Woche bekommt.

Aber es gibt auch ein kleines Trostpflaster – wussten Sie, dass man ohne ein Visum und nur mit einem deutschen Reisepass in 177 Ländern reisen kann?

Insbesondere, wenn man sich in Regionen aufhält, die nur mit besonderen Genehmigungen besucht werden dürfen, sollten man sich auch um eine passende Unterkunft in der Nähe kümmern, denn meistens sind auch in dieser Umgebung die besten Möglichkeiten für eine Übernachtung lange vorher ausgebucht. Sollte man in dem betreffenden Land in einem Zelt übernachten wollen, so muss man sich diesbezüglich auch vorher informieren, ob das wilde Campen in dieser Region erlaubt ist.

Sollte dies nicht erlaubt sein, so kann man auch prüfen, ob es in diesem Gebiet öffentliche Zeltplätze gibt und so kann man sich dort sicherheitshalber gleich anmelden. Hat man allerdings eine feste Route, wie beispielsweise den Rennsteig oder den Jakobsweg, dann findet man am Rande der Wanderwege praktische Wanderhütten, in denen man übernachten kann.

Natürlich sollte man sich auch darüber informieren, ob man für das geplante Land diverse Schutzimpfungen benötigt. Dies kann man als Vorinformation im Internet über die Reisehinweise des Auswärtigen Amtes herausfinden, danach ist es aber wichtig, den eigenen Hausarzt zu konsultieren und seine Empfehlungen zu berücksichtigen. Planen Sie ebenfalls ein, dass die deutschen Krankenkassen nicht bei allen Schutzimpfungen für Reisen ins Ausland, beispielsweise gegen Typhus, Gelbfieber oder Cholera, auch die Kosten übernehmen. Da die Krankenkassen nicht zahlen müssen, aber trotzdem können, sollte man sich vorher mit seiner Krankenkasse in Verbindung setzen.

ÜBERBLICK ÜBER EVENTUELLE GEFAHREN VERSCHAFFEN

Es ist nicht ganz ungefährlich, wenn man bei einem Abenteuer in der Wildnis die weitläufigen Regionen nicht kennt. Daher ist es wichtig, sich über alle möglichen Risiken und Gefahren zu informieren.

Wetterverhältnisse

Es gibt in vielen Ländern eine sogenannte Regenzeit, wodurch nicht nur überflutete Straßen und Regionen, sondern auch Risiken für Infektionen und Erdrutschgefahr besteht. Da häufig die Regenzeit auch in Verbindung mit der Saison von Hurrikans steht, muss man sich über die aktuellen Wetterwarnungen informieren.

Bei solchen Witterungsbedingungen kann es schnell zu Überschwemmungen, Stromausfällen und Schließungen von beispielsweise Unterkünften und Nationalparks kommen. Meiden Sie daher solche Regionen, von denen bekannt ist, dass solche extremen Zustände herrschen können. Es gibt aber auch einige Länder, wo die Definition „Regenzeit" lediglich bedeutet, dass es mehr Regen gibt als in den anderen Monaten, jedoch keine Gefahr durch eine zusätzliche Hurrikan-Saison besteht.

Auch andere witterungstechnische Bedingungen sollte man nicht außer Acht lassen. Die Informationen über Schnee- und Eisbedingungen sind ebenfalls sehr wichtig, da demzufolge viele Regionen vorübergehend nicht passierbar sind. Dazu zählen auch Trocken- bzw. Dürrezeiten, in denen durch die extreme Hitze das Abenteuer sehr schnell zu Ende sein kann.

In der Natur muss man sich insbesondere auf die Elemente Hitze, Kälte und Nässe einstellen, da diese die Körpertemperatur beeinflussen. Die normale Körpertemperatur eines Menschen beträgt ca. 37 Grad Celsius und nur geringe Abweichungen wirken sich bereits auf die körperliche Verfassung aus, daher sollte man immer auf die Signale des Körpers achten. Bei Überhitzung fängt man an zu schwitzen und bei Unterkühlung zittert man vor Kälte und es ist zu empfehlen, sofortige Gegenmaßnahmen einzuleiten und die Bekleidung entsprechend anzupassen.

Begegnungen mit Wildtieren

Auch der Tierwelt in dem gewählten Land sollte man genügend Aufmerksamkeit schenken. Geht die Reise nach Kanada, Alaska oder Russland, muss man wissen, dass in diesen Ländern die Bärensaison von Frühjahr bis zum Spätherbst geht. Das soll nicht heißen, dass man diese Länder nicht bereisen kann, sondern man sollte sein Abenteuer auf den Sommer oder Frühherbst legen.

Dies hat den einfachen Grund, dass im Frühling die Bärenmutter mit den neugeborenen Jungen unterwegs ist, wodurch die Bärenmutter durch ihren Instinkt als Beschützerin ihrer Jungen aggressiver ist als beispielsweise im Sommer, wenn die Bärenjungen schon größer sind. Dies bedeutet aber trotzdem, dass man sich für den Notfall über die empfohlenen Verhaltensregeln in den Bärengebieten für jede Jahreszeit informieren muss. Neben den Bären gibt es aber auch im Wald und im Gebirge Berglöwen, Wölfe und viele anderen Wildtiere. Auch hier gilt, sich über den Tierbestand und die Verhaltensregeln zu informieren.

Für ein Abenteuer im oder am Wasser sollte man natürlich auch einiges beachten. Für einen Survival-Abenteurer gibt es natürlich nichts Schöneres, als schnell einmal ausgiebig im Meer zu baden und zu schwimmen. Dies ist natürlich eine feine Sache, allerdings immer unter der Voraussetzung, dass man die Haisaison kennt oder weiß, vor welchen Küsten mit vielen - eventuell auch giftigen - Quallen zu rechnen ist. Auch die Informationen über Fortpflanzungszeiten von unter Naturschutz stehenden Tieren, wie beispielsweise den Meeresschildkröten, sollte man ebenfalls wissen.

Insbesondere in den exotischen Ländern gibt es an den Küsten außergewöhnliche Tiere, die zwar eine optische Faszination ausüben, aber für den Survivalisten schnell zu einer Gefahr werden können. Auch hier gilt: je besser man darüber informiert ist, mit welchen Tierarten man in Kontakt kommen könnte, desto geringer ist die Wahrscheinlichkeit, dass man Schaden nimmt. Prägen Sie sich insbesondere die Optik der Meeresbewohner gut ein, um immer bei einem Aufeinandertreffen das Richtige tun zu können bzw. sofort den erforderlichen Abstand zu halten, um schwere Verletzungen zu vermeiden.

Unabhängig davon, ob man sich im Wald, im Wasser, in einem Dschungel, in einem Gebirge oder in einer Wüste befindet: es gibt eine Vielzahl an Wildtieren, die für den Menschen gefährlich werden können.

Weiß man allerdings durch gute Vorbereitung, was man beachten muss, wird die Gefahr stark reduziert und diese Momente werden zu einem perfekten Abenteuererlebnis. Als Faustregel bei Unsicherheit gilt immer, lieber auf Abstand zu gehen, als verletzt zu werden.

In dem Kapitel „Verhalten bei Begegnungen mit Wildtieren“ werde ich darauf noch einmal näher eingehen.

DIE PASSENDE AUSRÜSTUNG FÜR EIN ABENTEUER

Ein Abenteuer mit der richtigen Ausrüstung ist ein lebensnotwendiger Aspekt und sollte daher mit besonderer Gründlichkeit und einer logischen Systematik vorbereitet werden. Daher ist darauf besonderes Augenmerk zu richten, wobei es hilfreich ist, wenn man sich zu Beginn eine Aufstellung macht, in der alle wirklich wichtigen Dinge aufgelistet werden. Es darf nicht passieren, dass man ein kleines, aber wichtiges Teil vergisst, denn man hat keine Möglichkeit, schnell mal das fehlende Teil in einer Ortschaft zu kaufen.

Die Entscheidung beim Kauf eines Rucksackes

Die Bedürfnisse und Erfordernisse sind sicherlich bei jedem unterschiedlich. Die Frage, warum es denn ein Rucksack sein, muss ist schnell beantwortet, denn es ist wichtig, dass man unterwegs immer beide Hände frei hat. Es ist nicht leicht zu entscheiden, welchen Rucksack man kaufen soll, ohne gleich ein Vermögen ausgeben zu müssen.

Es ist nicht ausreichend, wenn man einen normalen Rucksack verwenden will. Insbesondere, wenn man dieses Abenteuer zum ersten Mal erleben möchte, sollte man auf die Zweckmäßigkeit und Effektivität achten. Nachfolgend werde ich Ihnen ein Beispiel aufzeigen, das als Rucksack für ein Survival-Abenteuer praktisch sowie vorteilhaft ist und das den Survivalisten preislich nicht überstrapaziert, aber die Entscheidung liegt natürlich bei dem Survivalisten selbst. Hierbei geht es nur um die Informationen zu den Bestandteilen, was ein Rucksack alles an Möglichkeiten haben sollte und worauf man beim Kauf achten muss.

Es geht um den Rucksack mit dem Namen „Mountaintop", der die wesentlichen und wichtigen Bestandteile hat, wie beispielsweise zahlreiche Fächer, eine guten Tragekomfort und noch vieles mehr. Diesen Rucksack gibt es in verschiedenen Größen von 50 bis 65 Liter und liegt preislich zwischen 50,00 und 70,00 €.

Geht man von einem Rucksack mit 55 Liter Volumen aus, so beträgt die Größe 30 x 21 x 72 cm (Länge x Breite x Höhe). Der verwendete Stoff besteht aus besonders reißfestem Nylon, wodurch eine gute Stabilität und Elastizität gewährleistet sind. Der integrierte Alurahmen sorgt für eine optimale Lastverteilung, da das Gewicht effektiv auf dem Körper verteilt wird, indem die Hauptlast auf die Hüften und Beine verteilt wird.

Im unteren Teil befindet sich ein zusätzliches Fach, das von dem Hauptfach abgetrennt wurde. Dieses Fach hat den praktischen Vorteil, da man es von unten öffnen kann und beispielsweise als Nass- oder Schmutzfach, aber auch für den Schlafsack nutzen kann. Der Hüftgurt ist in der Länge verstellbar von 77 bis 145 cm, auch der Brustgurt ist ebenfalls einstellbar und mit einer Signalpfeife versehen.

An der Schulter, der Taille und dem Rücken befindet sich eine atmungsaktive Schwammpolsterung und seitlich sowie am Bodenfach gibt es noch zusätzliche Kompressionsriemen. Die Rückseite ist gepolstert und es gibt noch zusätzlichen Halt durch den Brust- und Bauchgurt. Durch die genannten Bestandteile und die zahlreichen, feststellbaren Riemen hat der Rucksack einen festen Sitz und kann auch beim Rennen oder beim Klettern nicht verrutschen. Dies gibt zusätzliche Sicherheit in schwierigem Gelände, weil man mit dem Rucksack eine feste Verbundenheit empfindet.

Es gibt insgesamt 8 Fächer und den größten Platz nimmt dabei das Hauptfach ein, das man auch im Innenbereich abteilen kann, darunter befindet sich das bereits oben erwähnte Nass- oder Schmutzfach oder für den Schlafsack mit einem zusätzlichen Reißverschluss.

An der Vorderfront der Haupttasche gibt es noch einen zusätzlichen Stauraum mit einem diagonalen Reißverschluss. An der linken und rechten Seite befinden sich zusätzlich noch zwei Netztaschen, die sich besonders gut für eine Trinkflasche oder ähnliches sowie andere Utensilien eignen, die man schnell zur Hand haben will, ohne lange in den Taschen kramen zu müssen.

Eine Netztasche hat zusätzlich einen Ausgang für das Trinksystem, wodurch man die Trinkflasche nicht jedes Mal aus dem Rucksack nehmen muss. Über der Haupttasche befindet sich noch ein Fach, in dem eine Regenhülle verstaut ist, was natürlich den Vorteil hat, dass man den Rucksack vor Nässe schützen kann. Am Bauchgurt gibt es an der linken und rechten Seite zwei weitere Taschen, die besonders für die wichtigen Dinge wie ein Smartphone, Schlüssel und Geld oder andere kleine Dinge perfekt geeignet sind. Mit den Riemen am unteren Teil des Rucksackes kann eine Isomatte und ein Schlafsack befestigt werden.

Mit diesen effektiven Eigenschaften, die ein solcher Rucksack hat, sind die Voraussetzungen optimal, dass man auch alle nützlichen Dinge unterbringen kann und er sollte natürlich immer auch zu Ihrem Abenteuer passen.

Was kommt in den Rucksack?

Bei einem Survival-Abenteuer geht es ja auch darum, dass man nur die wesentlichen Dinge mitnimmt, die nötig sind. Man muss immer bedenken: je mehr Gewicht man hat, desto schwerer wird das Abenteuer, denn der Kraftaufwand ist dann einfach zu hoch und man vergeudet dadurch wertvolle Energie, die man zum Laufen braucht.

Bevor man an die Planung für den Inhalt des Rucksackes geht, sollte man darüber nachdenken, ob man mit sehr geringem Gepäck oder doch lieber mit einem größeren Rucksack starten will. Dies ist natürlich eine wichtige Voraussetzung, um richtig planen zu können. Auch bei solch einem Abenteuer darf in der heutigen Zeit ein bisschen Technik nicht fehlen, daher wird es für jeden heute selbstverständlich sein, ein Smartphone mitzunehmen, allerdings sollte man eine stoßfeste Hülle nicht vergessen.

Durch den hohen Standard, der in den heutigen Smartphones integriert ist, hat man ein Multitalent bei sich, angefangen bei Karten für die jeweilige Region, als Kompass oder um den Kontakt zu den Angehörigen aufrecht zu erhalten. Bedenken Sie dabei aber auch, dass die moderne Technik manchmal, vor allem immer dann, wenn man sie am nötigsten braucht, den Dienst aus verschiedenen Gründen versagt.

Daher sollte man sich nicht allein auf all die Möglichkeiten, die man mit einem Smartphone hat, verlassen. Ganz nach dem Motto „Einer für alles" sollte auch der richtige Adapter mitgenommen werden, da es ja in jedem Land andere Stromsysteme gibt. Hierfür ist ein Universal-Adapter ideal, da er in der Regel sehr klein ist und in allen Ländern benutzt werden kann. Die nachfolgende Packliste kann natürlich auch individuell nach den eigenen spezifischen Vorstellungen zusammengestellt werden und soll nur als eine der möglichen Optionen dienen:

Kompass und Karten

Wie bereits erwähnt, ist sich allein auf das Smartphone zu verlassen keine gute Idee, daher sollte man auf jeden Fall einen Kompass mitnehmen - so klein wie möglich und in Flüssigkeit gelagert. Auch die altmodischen Straßenkarten sollten nicht fehlen, denn hat man doch mal die Orientierung verloren und weiß nicht mehr, wo man ist, kann eine Karte von der jeweiligen Region sehr hilfreich sein.

Survival-Messer und Taschenmesser

Auf Ihrer Reise sollten Sie auf jeden Fall zwei Messer einstecken. Ein gutes Survival-Messer muss ein Alleskönner sein und Äste zerhacken und spalten können, auch gefangene Fische ausnehmen oder dicke Materialen schneiden können. Aber auch als Schutz in Notfallsituationen wie beispielsweise bei einer unerwünschte Tierbegegnung oder auch anderen unerwarteten Begegnungen ist es von Vorteil, wenn man ein Messer bei sich hat.

Ein Taschenmesser ist multifunktional und dient daher nicht nur als Messer, sondern hat auch im besten Fall einen Flaschenöffner, eine kleine Zange und eine Schere, einen Korkenzieher und mehrere kleine Messerklingen.

Empfehlung:
Bei der Beschaffung eines multifunktionalen Survival-Messers sollte man insbesondere auch auf die Qualität achten, denn die Langlebigkeit eines Messers sorgt gleichzeitig für Ihre Sicherheit. Nachfolgend möchte ich Ihnen einige wesentliche Bestandteile aufzeigen, die ein Survival-Messer haben sollte:

- eine Kombizange
- Messer, Schere, Flaschenöffner, Schraubenzieher
- Gurtschneider und Glasbrecher
- magnetischer Bithalter mit den dazugehörigen Einsätzen
- Holster mit senkrecht und waagerecht verlaufenden Gürtelschlaufen
- eine hochwertige und wasserdichte Aluminiumbox

Ein Multifunktionsmesser sollte mit einer unempfindlichen Titan-Beschichtung geschützt sein und in einer hochwertigen und wasserdichten Aluminiumbox aufbewahrt werden.

Taschenlampe oder Stirnlampe

Auch bei einem harmlos wirkenden Gegenstand wie eine Taschenlampe sollte man so einiges beachten, denn zusätzlich noch ein Ladegerät für Akkus oder reichlich Batterien mit einstecken zu müssen, ist nur unnötiger Ballast. Viel wichtiger ist, dass eine Taschenlampe wasserdicht und stoßfest ist, aber auch eine große Reichweite hat und für breitflächige Helligkeit sorgt.

Auch eine Stirnlampe gehört zur Ausrüstung dazu, denn einerseits sollte man beim Laufen die Hände frei haben und andererseits haben Stirnlampen eine kürzere Reichweite und sind nicht unbedingt für den Bau eines Unterschlupfs geeignet, falls es mal schneller dunkel wird, als man erwartet hat. Auch hier kommt man natürlich mit Batterien nicht sehr weit, aber auch dafür gibt es heutzutage perfekte Lösungen.

Empfehlung:
Unabhängig davon, ob es sich um eine Taschenlampe oder eine Stirnlampe handelt, ist zu empfehlen, dass man bei der Beschaffung auf einige wesentliche Fakten achten sollte. Beide Arten von Taschenlampen sollten eine wiederaufladbare Lösung haben und nicht mit Batterien ausgestattet sein sowie die Möglichkeit haben, die Taschenlampe einhändig bedienen zu können.

Weiterhin sollten sie LED-Beleuchtung haben, da diese viel heller als herkömmliche Beleuchtungsarten sind. Hat man dann noch zusätzlich die Möglichkeit, die Helligkeit je nach Bedarf digital zu regulieren, so kann man dadurch den Akku schonen. Die Stirnlampe sollte weiterhin ein reflektierendes Kopfband haben und je hochwertiger dieses ist, desto geringer ist eine Schweißbildung unter dem Kopfband. In dem Beleuchtungskörper sollte sich eine gehärtete und ultraklare Linse mit einer Anti-Reflex-Beschichtung befinden. Sicherlich fragen Sie sich jetzt, was eine wiederaufladbare Lösung ist, wenn man mitten im Wald steht und merkt, dass die Akkuleistung nachlässt. Das

Zauberwort heißt „Solar-Ladegeräte", denn insbesondere für die Survivalisten ist dies eine perfekte Lösung.

Die Solargeräte sind klein und zusammenfaltbar und haben eine Leistung ab 7 Watt, was für Taschenlampe, Stirnlampe und vor allem auch das Smartphone oder ein Tablet völlig ausreichend ist. Hierfür gibt es eine Vielzahl von Angeboten mit unterschiedlichen Größen oder auch mit Wasserschutz, eine faltbare Variante für den Rucksack und vieles mehr. Lediglich 2 verschiedene Ladekabel sollte man bei sich haben, da wäre zum einen für das Solarpanel ein Mikro-USB-Kabel notwendig und zum anderen können Sie mit dem normalen Ladekabel während einer gebuchten Übernachtung beispielsweise alle Geräte wieder aufladen.

Erste-Hilfe-Set

Darin enthalten sein sollten verschiedene Pflaster, Mullbinden und Wundauflagen, große Sicherheitsnadeln, eine kleine Pinzette, medizinische Kohle für Vergiftungen und zur Wundbehandlung oder auch entsprechende Wundsalben, ein Dreiecktuch und ein Desinfektionsmittel für Wunden, wie beispielsweise ein Antiseptikum.

Auch eine Rettungsdecke sollte dabei sein, da diese zum einen als Wärmedecke und zum anderen als Schutz vor diversen Witterungserscheinungen dient. Weiterhin müssen auch Medikamente eingepackt werden, obwohl dies abhängig von den jeweiligen Bedürfnissen ist, aber Aspirin, Ibuprofen (entzündungshemmend), Insektenspray und -salbe für eventuelle Mückenstiche, Antibiotika, Kohletabletten gegen Magen-Darm-Probleme und das genannte Jod sollten auf jeden Fall dabei sein.

Paracord

Dieses Material ist vielseitig verwendbar, beispielsweise beim Bau eines Unterschlupfs mit einem Tarp, als Angelschnur, beim Fallenstellen oder auch als Notfallseil. Paracord war ursprünglich eine Fallschirmleine, besteht aus reißfestem Nylon und ist daher sehr belastbar (bis zu ca. 250 Kilogramm). Zusätzlich hat es ein leichtes Gewicht, ist langlebig und pflegeleicht sowie absolut zuverlässig. Die Zuverlässigkeit beweist sich schon allein dadurch, dass solch ein Seil aus 32 geflochtenen Fäden und 7 Kernfäden besteht.

Survival-Armband oder auch Paracord-Armband genannt

Auch das Survival-Armband gehört zu den Reiseutensilien dazu. Das Armband besteht ebenfalls aus mehreren geflochtenen und robusten Fallschirmkordeln und das Material besteht wiederum aus reißfestem Nylon wie bei einem Paracord auch. Auch hier gibt es unterschiedliche Armbänder, wie beispielsweise 7 Einzelstränge im Kern des Armbandes sowie einen dicken Hauptstrang, der dann die Form eines geflochtenen Armbandes hat.

Die Optik ist hierbei eher eine nette Begleiterscheinung, denn eigentlich soll das Armband für ganz andere Zwecke dienen. Man kann dieses Armband auseinanderflechten und hat so mehrere einzelne Stränge, die beispielsweise für den Bau eines Unterschlupfes verwendet werden können, indem man einzelne Äste miteinander verbinden kann.

Aufgrund der starken Belastbarkeit kann es durch den Karabinerverschluss auch zum Tragen von schweren Dingen benutzt werden. Aber auch für den Fall einer Notsituation, wie beispielsweise einer stark blutenden Wunde, kann man dieses Armband zum Abbinden der Wunde und somit zur Blutstillung verwenden.

Bei den Herstellern dieser Armbänder gibt es viele Varianten, sodass beispielsweise in dem Armband auch ein Feuerstahl, brennbare Materialien wie beispielsweise Zunder für ein Lagerfeuer, Kompass, Signal-Pfeife oder auch Sicherheitsnadeln untergebracht sind. Daher kann jeder Survival-Abenteurer selbst entscheiden, was er für sinnvoll und notwendig erachtet. Wichtig ist bei diesem Armband auch, dass man nach der Verwendung der einzelnen Bestandteile alle einzelnen Stränge wieder verbinden und zu einem Armband flechten sollte, damit es für den eventuell nächsten Einsatz bereit ist. Dies ist nicht so ganz einfach und erfordert ein bisschen Geduld, aber es ist immer noch besser, als die einzelnen Stränge in den Rucksack zu packen und sie dann nicht mehr zu finden, wenn man sie am dringendsten benötigt.

Wissen sollte man aber zu dem Armband auch, dass dies nur eine Ergänzung zu der professionellen Survival-Ausrüstung und nicht wie im Internet hoch gelobt eine „Überlebensausrüstung für den Fall der Fälle" ist, denn das ist nicht ganz korrekt formuliert.

Drahtsäge

Bei einer Drahtsäge handelt es sich um eine kleine und leichte Säge, die für die meisten anfallenden Arbeiten beim Errichten eines Lagerplatzes ausreichend ist.

Trockener Zunder

Man sollte für mindestens die ersten 2 Feuer genügend trockenen Zunder bei sich haben. Dafür sehr gut geeignet sind Kienspäne, Holzspäne oder auch die Späne eines Bleistiftanspitzers. Zu beachten ist, dass der Zunder gut vor Feuchtigkeit geschützt werden muss und daher in einer verschlossenen Plastiktüte aufbewahrt werden sollte.

Feueranzünder

Da es verschiedene Varianten von Anzündern gibt, sollte man auf jeden Fall mehrere davon einpacken. Dabei ist aber zu beachten, dass alle Anzünder idealerweise in eine Plastiktüte gepackt und gut verschlossen werden, damit keine Feuchtigkeit eindringen kann. Man sollte auf jeden Fall normale Streichhölzer und Lichtbogenfeuerzeuge, die zuverlässig bei Wind und Nässe funktionieren und durch eine Spule und nicht durch Gas gezündet werden, einstecken. Auch einen Feuerstahl sollte man einpacken, denn er ist mit einer Speziallegierung versehen, um an einem Stein einen Funken zu erzeugen, der den Zunder zum Brennen bringt. Aber auch so banale Dinge wie eine kleine Lupe können bei Sonnenschein sehr hilfreich sein.

Kulturbeutel

Natürlich sollte man auch an eine gewisse Hygiene denken, aber hier gilt, dass man nicht nach seinem gewohnten Standard von zu Hause alles einpacken sollte, sondern nur das, was man wirklich unbedingt braucht. Wirklich wichtig sind beispielsweise ein Shampoo, Waschzeug, ein Deo, eine Zahnbürste und Zahnpasta und auf jeden Fall ein Handtuch. Bei der Wahl eines Handtuches ist es empfehlenswert, ein Microfaser-Handtuch einzustecken, da diese den Vorteil haben, dass sie leichter sind und sehr schnell trocknen.

Trinkflaschen

Auf jeden Fall sollte man 2 Trinkflaschen in den Rucksack packen: eine normale Trinkflasche und eine mit einer breiten Öffnung, da man diese dann auch zum Kochen verwenden könnte. Idealerweise sollten daher die Trinkflaschen aus Edelstahl sein, aber es kann auch eine große Plastikflasche mit einem Volumen von 1,5 Litern mit dabei sein, denn aus einer Plastikflasche könnte man bei Bedarf auch einen Wasserfilter bauen.

Wasserfilter und Tabletten zur Wasserentkeimung

Ein Wasserfilter ist klein und handlich, daher gehört er unbedingt mit zu den wichtigsten Gegenständen, die man mitnehmen sollte. Zusätzlich sollte man auch Tabletten zur Wasserentkeimung einpacken, da diese eine zuverlässige Methode sind, um das Wasser zu desinfizieren.

Insbesondere bei der Entnahme von Trinkwasser aus Flüssen, Bächen und Seen wird dies lebensnotwendig, um den Krankheiten durch Bakterien im Wasser auf jeden Fall vorzubeugen.

Angel-Utensilien

Für eine einfachere Nahrungsbeschaffung kann man verschiedene Haken, eine Schnur und angeltypische Gewichte mitnehmen.

Näh-Utensilien

Gehen auf der Reise die Kleidung oder Ausrüstungsgegenstände kaputt, kann man diese hiermit schnell notdürftig wieder reparieren.

Zucker oder Nüsse

Für eine schnelle Energiezufuhr kann man für die ersten Tage auch Zucker einstecken, wobei die Art des Zuckers hierbei keine Rolle spielt. Auch Nüsse enthalten viel Energie und man kann sie während des Laufens schnell essen. Später versorgt man sich mit der absolut notwendigen Energie aus der Natur.

Empfehlung:
Will man nicht alles einzeln zusammentragen, kann man für einige Gegenstände auch eine Aluminiumbox mit einem Outdoor-Notfall-Set kaufen, was relativ günstig ist. In diesem Überlebensset sind dann ein Messer, eine Signal-Pfeife, eine Drahtsäge, ein Angel-Set, Watte, Streichhölzer, ein Bleistift, Reparatur-Klebefolie, ein Mini-Kompass, ein Näh-Set, einige Sicherheitsnadeln, ein Feuerstarter, ein Spiegel, Rasierklingen, Salz, einzeln verpackte Pflaster und ein kleiner wasserdichter Notfallbehälter enthalten. Dann hat man alles Wesentliche zusammen in einer Box und muss nicht mühselig alles einzeln zusammentragen.

Holzofen

Das klingt ja schon ein bisschen nach Luxus, aber nicht, wenn man von einem Neuling zu einem erfahrenen Survivalisten werden will, denn die Anfänge sind immer am schwierigsten. Bei den ersten Abenteuern, die man erleben wird, ist auch das abendliche Feuer eine regelrechte Herausforderung in Bezug auf Regen, Nässe und Kälte.

Daher sollte man ruhig einen solchen Holzofen, auch Hobo genannt, mit in den Rucksack packen, um auch das eigene Risiko zu minimieren, denn ein Feuer zu haben ist lebensnotwendig. Auch hier gilt, dass Sie entscheiden, wie Sie sich ausstatten, es gibt auch bei solchen Entscheidungen kein richtig oder falsch.

Empfehlung:
Es gibt kleine Holzöfen, die problemlos in den Rucksack gepackt werden können. Man sollte darauf achten, dass der Ofen aus Edelstahl besteht, dies hat nicht nur den Vorteil einer leichten Reinigung, sondern er kühlt nach der Benutzung auch schneller ab. Aufgebaut hat er eine Größe von 21 cm Höhe, 15 cm Breite und 15 cm Tiefe, wird er aber zusammengelegt, dann beträgt die Höhe nur noch 4 cm und der Ofen wird zu einem richtigen Platzwunder. Teilweise wird für den Holzofen eine passende Tasche angeboten, die auch als Rucksack getragen werden könnte. Natürlich gibt es auch hier viele verschiedenen Varianten, so dass man preislich eine große Auswahl hat.

Outdoor-Kochgeschirr

Jetzt hat man zwar eventuell einen Holzofen, auf dem man sich eine heiße Mahlzeit zubereiten kann, aber wohin damit? Auch in der Wildnis braucht man Kochgeschirr und - wie sollte es anders sein - auch dafür gibt es spezielles Geschirr aus verschiedenen Materialien und immer ist alles klein, kompakt und pflegeleicht.

Empfehlung:
Auch bei Kochgeschirr geht es nach folgendem Motto: Je multifunktionaler es ist, desto weniger Platz wird im Rucksack erforderlich sein. Ein Koch-Set sollte auch hier wieder aus Edelstahl bestehen, denn zu den bereits genannten Vorteilen gehört hier nämlich auch, dass beispielsweise der Inhalt eines Topfes schnell erhitzt wird.

So kann ein Set aus 2 unterschiedlich großen Töpfen mit Griffen, einem Deckel, der aber ebenso als Teller genutzt werden kann, einer Pfanne mit Griff, einem Teller und einem Kaffeebecher bestehen. Der große Vorteil hierbei ist, dass das Kochgeschirr wie bei einem Baukastensystem ineinander verstaut wird und die eigentlichen Griffe von den Töpfen und der Pfanne als Halterungen dienen, damit beim Transport nichts auseinanderfällt und dann lose im Rucksack herumklappert.

Dann sollte man noch das Besteck dazu wählen, welche aus Gabel, Löffel und einem Messer bestehen, wobei hier das Messer wieder multifunktional sein kann, beispielsweise mit einem Dosenöffner versehen. Das Besteck ist so konstruiert, dass es ineinander gestapelt werden kann und somit auch wieder sehr platzsparend ist.

Bekleidung

Bei der Bekleidung ist es wichtig, die Dinge einzupacken, die für die entsprechende warme oder kalte Region geeignet sind, also in Abhängigkeit davon, in welche Klimazone die Reise geht. Zu Beginn sollte man erst einmal wissen, was das Zwiebelsystem bei der Bekleidung ist.

Unabhängig davon, ob man sich in einer kalten oder heißen Region aufhält, das Prinzip ist immer das Gleiche. Die unterste Schicht, also die Grundbasis, sollte aus Polyamid oder Polyester bestehen, damit die Körperfeuchtigkeit nicht aufgenommen wird.

Darüber kommt dann eine Schicht Isolationskleidung, wie beispielsweise eine Fleecejacke, die für eine gute Wärme sorgt und auch noch pflegeleicht ist, weil sie schnell trocknet. Die obere und letzte Schicht ist dann eine Jacke, die vor Wind, Regen und Kälte schützt. Der Sinn besteht darin, dass man je nach Witterungsbedingungen, oder ob einem beispielsweise kalt oder warm ist, die Kleidung ohne großen Aufwand schichtweise anziehen oder auch ausziehen zu kann.

Natürlich ist es jedem selbst überlassen, wie viele Kleidungsstücke er zum Wechseln mitnehmen möchte, daher kann man auch immer nur von einer Faustregel ausgehen, wie beispielsweise 2 oder 3 Paar Socken, Unterwäsche und T-Shirts. Zusätzlich sollte man 2 Fleecejacken, eine strapazierfähige Hose und natürlich eine Outdoor-Jacke im Gepäck haben.

Insbesondere sollte man auf eine gute Qualität, aber auch auf die richtig passende Kleidung achten. Auch bei den Schuhen sollte man sehr auf die Bequemlichkeit und den Schutz achten, denn Flip-Flops sind mit Sicherheit nicht geeignet. Berücksichtigen Sie auch, dass Sie unterwegs an fließenden Gewässern die Schmutzwäsche jederzeit waschen können, so dass Sie nicht zu viel einstecken sollten. Zu bedenken ist, dass der Rucksack schwerer wird, je mehr man einpackt.

Dokumente

Mit besonderer Sorgfalt sollte man auch seine Dokumente auswählen, die man bei seinem Abenteuer auf jeden Fall mit sich führen sollte. Hierzu zählen:

- der Impfausweis
- der Personalausweis oder der Reisepass
- die Reisedokumente für Flüge und Übernachtungen, das Visum

- die Karte von der Krankenkasse
- Versicherungsunterlagen für die Reiserücktrittsversicherung und Auslandskrankenversicherung
- Bargeld in deutscher und ausländischer Währung
- eine EC-Karte und/oder eine Kreditkarte

DIE VIELFÄLTIGE NUTZUNG DER RICHTIGEN BEKLEIDUNG

Hat man die speziell ausgesuchte Bekleidung gewählt, so gibt es zahlreiche Möglichkeiten, wie man diese mit in das Survival-Abenteuer einbinden kann. Nachfolgend möchte ich Ihnen dazu einige Beispiele aufzeigen.

Die Schuhe

Ausgehend von einem Schuh aus Leder mit einer Gummisohle kann man relativ leicht einen Klebstoff zum Abdichten herstellen. Man schneidet von der Gummisohle am Rand ein paar kleine Streifen Gummi ab und erhitzt es ein wenig, bis es sich verflüssigt. Dann bestreicht man die schadhafte Stelle, beispielsweise bei einer Jacke oder bei einem Tarp, von beiden Seiten mit dem flüssigen Gummi und achtet darauf, dass sich das entsprechende Material gut miteinander verbindet.

Die Socken

Die Socken bieten eine gute Möglichkeit, um ein Lagerfeuer zu entzünden. Welche Art von Socken man hat, ist eher unrelevant, denn man braucht eigentlich nur ein paar Fusseln, die man leicht abzupfen kann, dann zu einer Kugel formen sollte und schon hat man einen guten Zunder. Hat man alles vorbereitet, so kann man nun mit einem Feuerzeug oder auch einer Lupe als Brennglas ein Feuer entzünden.

Die Jeanshose

Abgesehen davon, dass eine strapazierfähige Jeanshose ein Muss auf dem Weg in ein Abenteuer ist, hat diese Hose auch noch einen anderen Vorteil. Die gesamte Hose ist ideal, um eine Fischreuse zu bauen. Dafür braucht man einfach nur zwei lange Stöcke, die man links und rechts tief in die Schlaufen von dem Gürtel steckt.

Dann schließt man die Hosenbeine mittels einer Schnur oder man macht einfach einen Knoten hinein. Nun steckt man die beiden Stöcke am Ufer eines Sees oder eines leicht fließenden Flusses in den Boden, so dass die Hose komplett im Wasser steht. Dies sollte allerdings nur dann angewandt werden, wenn alle anderen Möglichkeiten ausgeschöpft wurden, denn die Hose ist ein wichtiger Schutz vor Ästen und kleinen Krabbeltieren und sollte daher nicht verloren gehen. Diese Art der Fangmethode ist ohnehin nur bei warmen Temperaturen umsetzbar.

Der Pullover – ein Hoodie

Sicherlich trägt man nicht zu jederzeit einen Pullover und trotzdem ist er ein beliebtes Kleidungsstück, weil er so vielseitig ist. Ein Pullover eignet sich sehr gut als Wassersammler.

So kann man beispielsweise den Pullover an einem Fluss verwenden, wenn man nicht an das Ufer kommt. Man hält einfach die Bänder an der Kapuze fest und lässt so den Pullover in das Wasser fallen und dann zieht man ihn wieder heraus – vollgesaugt mit Wasser, denn durch die Stoffdicke kann er sehr viel Wasser aufnehmen und speichern. Weiterhin ist ein Pullover natürlich auch zum Wärmen in der Nacht und in den Morgenstunden ein ideales Kleidungsstück.

Die Boxershorts

Wenn man bedenkt, dass ca. 60 % der Körperwärme über den Kopf verloren geht, so kann es einem eigentlich egal sein, was den Kopf nachts oder bei Kälteeinbruch wärmt. Also werden Boxershorts zum Mützenersatz, indem man die Beinteile zusammenbindet und den oberen Bereich einfach über den Kopf zieht. Allerdings sollten Frauen dies nicht praktizieren, da sie durch das Fehlens des Wäscheteils leichter eine Entzündung der Harnwege bekommen können.

Der Ledergürtel

Die einen tragen ihn und die anderen nicht, aber wer einen hat, ist gut dran, denn hat man die Orientierung in einem Wald verloren, so kann man mit einem stabilen Ledergürtel leichter auf einen Baum steigen.

Dadurch bekommt man einen besseren Überblick für das Gebiet, in dem man sich im Moment aufhält und findet so seine Orientierung wieder. Aber auch bei angriffslustigen Wildtieren kann man durch den unterstützenden Gürtel schneller auf den Baum hinauf flüchten. Zu beachten ist hierbei, dass man vorher erst probieren sollte, ob der Ledergürtel auch stabil genug dafür ist, indem man sich in der Nähe des Bodens daran hängt und testet, ob der Gürtel dieser Belastungsprobe mit dem gesamten Körpergewicht standhält.

Die Jacke

Auch ein wetterfester und stabiler Parker oder eine längere Regenjacke, die lang und breit ist, kann sehr nützlich sein. Bei wärmeren Temperaturen kann man sich daraus einfach und schnell einen improvisierten Unterschlupf bauen. So hat man für sich selbst und auch für die Ausrüstung einen Schutz vor Wind und Regen, aber im Umkehrschluss auch einen Sonnenschirm für heiße Tage. Diese Art der Verwendung ist aber nur für wärmere Tage gedacht.

Der Schlüsselbund

Einen Schlüsselbund hat man immer dabei, dass man aber den

Schlüsselring umfunktionieren kann, weiß sicherlich nicht jeder. Dieser Ring eignet sich nämlich hervorragend als Angelhaken, wenn man ihn auf einem Stein einfach entsprechend umändert, dabei ist bereits auf einer Seite des Schlüsselringes eine Spitze, so dass man diese nicht extra noch bearbeiten muss.

VORBEREITUNG FÜR DIE KÖRPERLICHE FITNESS

Um ein Survival-Abenteuer bestehen zu können, ist es wichtig, seinen Körper auf Höchstform zu trainieren. Auch hierbei gibt es viele verschiedene Möglichkeiten, die individuell auf die Reiseziele und die dort herrschenden klimatischen Bedingungen abgestimmt werden müssen, daher kann man dazu keine pauschale Aussage treffen.

Natürlich gibt es prinzipielle Trainingsarten für die körperliche Fitness, die man auf jeden Fall trainieren muss, wie beispielsweise Ausdauer und Kraft. Jedoch muss man berücksichtigen, dass man im Falle von bestimmten Aktionen, wie beispielsweise beim Bergsteigen auf den Mount Everest mit der dünneren Luft, in der Wüste mit extremer Hitze sowie bei einem Trip in die Arktis mit extremer Kälte zu kämpfen hat, sodass man ganz spezifische Trainingsmodule meistern muss.

Hierbei handelt es sich um langfristige Vorbereitungen und diese sollten natürlich schon mehrere Monate vor dem Start in das Abenteuer beginnen. Erstellen Sie sich einen Trainingsplan, der zum einen das Ausdauertraining enthält und zum anderen auch das Krafttraining. Sollte man unsicher sein, welches spezifische Training für die große Herausforderung geeignet ist, dann ist es empfehlenswert, sich durch einen Personal Trainer in einem Fitnessstudio Ihrer Wahl gut beraten zu lassen. Dadurch erfahren Sie, welche die effektivsten Trainingseinheiten für die großen Herausforderungen bei Ihrem Abenteuer sind. Der Dauerlauf durch einen Wald ist aber für jeden Survivalisten eine der definitiv erforderlichen Vorbereitungsart. Ist man das ausdauernde Laufen nicht gewohnt, so fängt man klein an und steigert dann den Ausdauerlauf bis auf zehn Kilometer.

Zu Beginn kann man mit einer Sporthose laufen, dann steigert man die Herausforderung, in dem man in voller Bekleidung, wie auch bei dem geplanten Abenteuer, läuft. Bewältigt man so die zehn Kilometer ohne Probleme, kommt die nächste Stufe, indem nun zu der vollständigen Bekleidung noch der vollgepackte Rucksack kommt. Wichtig dabei ist, dass der Rucksack so fest am Körper anliegt, dass er zum einen den Rhythmus beim Laufen nicht stört und zum anderen eine Einheit mit dem Körper bildet.

Der Sinn eines Dauerlaufes mit dem Rucksack ist, dass dadurch die komplexe Beanspruchung der Muskulatur und des ganzen Organismus gesteigert wird. Wenn man sich immer vor Augen führt, dass man für den Ernstfall trainiert, so wird einem sicherlich auch schnell klar, dass es nichts bringt, immer schön auf den vorhandenen Wegen im Wald zu laufen. Nehmen Sie die Herausforderung an und laufen Sie quer durch den Wald, nehmen Sie jedes Hindernis, egal ob es Pfützen, Baumstämme oder Steine sind.

Trainieren Sie nicht nur am Tage, sondern auch in der Nacht, um gleichzeitig den Orientierungssinn zu schärfen, und es spielt auch keine Rolle, ob es kalt oder warm ist. Sollte bei diesem Dauerlauf der Rucksack wider Erwarten reiben oder scheuern, weil man ihn nicht korrekt aufgesetzt hat, so beißen Sie die Zähne zusammen und laufen Sie weiter, unabhängig davon, ob es zu wunden Stellen auf der Haut kommt, denn in der Wildnis müssen Sie damit auch umgehen können.

Legen Sie zwischendurch einen Sprintlauf ein, laufen Sie bis zur Erschöpfung und lernen Sie so Ihre Grenzen kennen. Haben Sie Ihr Ziel erreicht, dann springen Sie in einen kalten See oder ähnliches, denn durch die Abkühlung bekommen Sie einen gewissen Sauna-Effekt, aber denken

Sie auch daran, den Rucksack vorher abzulegen. Wenn man bedenkt, dass man in dem geplanten Abenteuer auch solchen Situationen ausgesetzt sein kann, wird schnell klar, warum man auf diese harte Art trainieren muss. Es geht aber hierbei nicht darum, Höchstleistungen zu erbringen, sondern nur das eigene Fitnesslevel zu verbessern.

Auch der Faktor Ernährung hat großen Einfluss auf die Leistungsfähigkeit, daher sollte bereits vor dem Antritt des Abenteuers der zu hohe Verbrauch von Zucker reduziert und die sonst gewohnten Fertiggerichte gegen frische und gesunde Nahrung ausgetauscht werden.

Das Fastentraining

Man kann mit Sicherheit davon ausgehen, dass man während seinem Abenteuer nicht immer etwas Essbares findet oder zur Verfügung hat. Auch wenn der menschliche Körper ca. 3 Wochen ohne Nahrung auskommen kann und das Hungergefühl durch ausreichend Trinken etwas kompensiert werden kann, so fehlt dem Körper trotzdem eine ausreichende Energiezuführung für diese körperlichen Belastungen, die letztendlich durch die Nahrung dem Körper Kraft gibt.

Der menschliche Körper schaltet dann in solch einer Situation automatisch auf den sogenannten Hungerstoffwechsel um und verbraucht dadurch weniger Energie. Das ist insofern in Ordnung und richtet keine gesundheitlichen Schäden an.

Das eigentliche Problem ist der Kopf des Menschen, denn es dreht sich gedanklich alles nur noch um die Frage, woher man etwas zu essen bekommt. Dadurch bildet das Gehirn Stresshormone, was wiederum zu psychischem Stress und einer starken inneren Unruhe führt. Der Hunger kann auf psychischer Basis einige Folgen haben, wie beispielsweise starke Schwankungen in der Stimmung oder der Laune, Aggressionen oder auch Depressionen und es kann auch zu erheblichen Schlafstörungen führen. Genau für solch eine Situation ist es von Vorteil, wenn man das Fasten vor dem Beginn des Abenteuers trainiert. Man muss hierbei aber nach dem freiwilligen und dem notgedrungenen Fasten unterscheiden. Das Gehirn bildet bei dem Fasten in Freiwilligkeit stimmungsaufhellende Hormone, wodurch sich die Stimmung um einiges verbessert, denn dies ist wichtig, um auch die richtigen Entscheidungen fällen zu können.

Das hängt damit zusammen, dass es ja jederzeit möglich ist, Nahrung zu bekommen. Ist jedoch der Hunger eine Frage des Überlebens, dann sendet das Gehirn als Signal in einem höheren Maß psychischen Stress aus. Daher sollte man das Fasten vorher trainieren, damit man in einer Survival-Situation mit dem Hungergefühl umgehen kann. Allerdings ist dies auch abhängig von Ihrem aktuellen Gesundheitszustand, denn wenn dieser nicht stabil und ausgeglichen ist, sollte man vorher einen Arzt konsultieren, um weitere gesundheitliche Schäden zu vermeiden.

Zu Beginn eines Fastentrainings sollte man vorerst keine körperlich schweren Arbeiten ausüben und als Faustregel gilt immer, langsam anzufangen und je nach gesundheitlichem Befinden zu steigern sowie immer viel zu trinken. Man kann damit anfangen, das morgendliche Frühstück wegfallen zu lassen und erst zu Mittag, gegen 12.00 Uhr, wieder zu essen.

Demzufolge sollten zwischen dem Abendessen und dem Mittagessen ca. 12 Stunden liegen. Für denjenigen, der immer ein ausgiebiges Frühstück genießt, wird dies bereits eine Herausforderung sein. Während diesen 12 Stunden sollte man unbedingt immer viel Wasser trinken und, wer mag, kann auch Kaffee trinken, was wiederum für einen eventuell sowieso schon vorhandenen, zu niedrigen Blutdruck gut ist.

Zu Beginn sollte man auch in festlegten Intervallen fasten, also immer einen Tag fasten und den nächsten Tag ganz normal frühstücken. Dies macht man so lange, bis es einem nichts mehr ausmacht, dass man nicht frühstückt und es kann in Phase 2 übergegangen werden. Hierbei lässt man dann zusätzlich noch das Mittagessen weg und die nächste Mahlzeit wäre dann erst gegen 16.00 Uhr. Dies ist eine lange Zeit ohne Nahrung und da man das nicht gewohnt ist, sollte man dies wirklich so lange trainieren, bis man sich dabei auch in einer guten Verfassung befindet.

Die dritte und letzte Phase ist dann wohl auch die Schwierigste, denn nun sollte man 24 Stunden, beispielsweise von 8.00 Uhr bis 24.00 Uhr, nichts essen und nur viel trinken. Etwas leichter wird es, wenn man damit abends beginnt, aber diese Phase entspricht auch am ehesten einer Notsituation bei dem Survival-Abenteuer.

Bereits nachdem man die ersten beiden Phasen durchgehalten hat, stellt sich mit Sicherheit ein glückliches Gefühl ein, aber man muss dabei auch bedenken, dass der Körper nicht mehr so leistungsfähig ist wie bei der normalen Nahrungszuführung. Das Fasten durchzuhalten bedeutet allerdings auch, dass man einen starken Willen und das nötige Durchhaltevermögen hat.

Es gibt aber auch professionelle Apps für das Smartphone, die man sich auf jeden Fall herunterladen sollte, da es zusätzlich wertevolle Tipps für das Durchhalten gibt.

Empfehlung

Damit das Fasten etwas leichter fällt kann man natürlich auch einige Tricks anwenden:

- suchen Sie sich eine leichte Beschäftigung und lenken sich dadurch von dem Hungergefühl ab
- der Wechsel in eine andere Umgebung, wo es keinen vollen Kühlschrank gibt, also beispielsweise spazieren gehen
- hat man großen Hunger, dann überbrücken Sie die Zeit mit viel Schlaf

- ein Kaffee wirkt sättigend, trinken Sie also einen Kaffee bei großem Hunger
- das Wichtigste aber ist trinken, trinken und nochmals trinken, dadurch bekommt man ebenfalls ein Sättigungsgefühl, auch wenn dies nur für kurze Zeit anhält

Beachten Sie auch, dass es beim Fasten nur darum geht, das Gehirn auf eine Notsituation vorzubereiten, ohne dass Ihre psychische Verfassung in Mitleidenschaft gezogen wird. Solch ein Fastentraining für 24 Stunden ist nicht dafür gedacht, nun eine Woche gar nichts mehr zu essen, da dies schwere gesundheitlich Folgen haben kann. Daher sollte ein 24-Stunden-Fasten maximal 2 x innerhalb einer Woche trainiert werden, denn als Survivalist werden Sie mit Sicherheit innerhalb von 24 Stunden Pflanzen, Beeren oder andere Nahrungsquellen finden. Es geht hierbei lediglich um das Kopftraining.

Survival – Die Überlebensstrategie

WAS IST DIE DREIER-REGEL?

Bei der Dreier-Regel geht es um das leichtere und einprägsamere Verständnis, was in welcher Situation am wichtigsten zu tun ist bzw. wo die einzelnen Prioritäten liegen. Hierbei steht die Zahl 3 für die Dringlichkeit zum Lösen bestimmter Probleme, damit man eine Überlebenschance hat.

Die Dreier-Regel besteht aus den folgenden Komponenten:

- 3 Minuten ohne Luft
- 3 Stunden ohne Schutz
- 3 Tage ohne Wasser
- 3 Wochen ohne Nahrung

3 Minuten ohne Luft

Wahrscheinlich denkt man im ersten Moment, dass dies für eine Situation unter Wasser zutreffend ist, aber es gibt auch andere Situationen. Es geht hierbei auch um die spezielle Personengruppe, die mit einem Risiko behaftet ist, denn für eine Atemnot kann es unterschiedliche Gründe geben. Hat ein Survival-Abenteurer eventuelle Vorerkrankungen, wie beispielsweise Asthma oder ist Allergiker in Bezug auf bestimmte Unverträglichkeiten, so kann es sehr schnell zu einer Atemnot kommen.

Daher sollte ein Asthmatiker einen Inhalator und ein Allergiker entsprechende Notfallmedikamente bei sich führen. Bei der Nahrungsaufnahme kann das Essen im Hals stecken bleiben oder auch im schlimmsten Fall ein stechendes Insekt verschluckt werden, es gibt also einige Beispiele, wie man in solch eine Situation geraten kann.

3 Stunden ohne Schutz

Da der Mensch eine bestimmte Körpertemperatur braucht, kann sich das durch schwankende Temperaturen in der Umgebung sehr schnell ändern und diese können für den Menschen sehr gefährliche Auswirkungen haben. Die Ursachen dafür sind die unterschiedlichen Witterungseinflüsse wie beispielsweise die Nässe, die Kälte und der Wind, die für eine Unterkühlung des Körpers sorgen sowie auch die Hitze und die Sonne, die zu einer Überhitzung des Körpers führen können. Beide Varianten sind aufgrund der starken Temperaturveränderung für den Menschen gefährlich, daher ist es absolut notwendig, dass man sich einen improvisierten Unterschlupf baut, um zu überleben.

3 Tage ohne Wasser

Das Wasser ist eine lebensnotwendige Ressource, die dem Survivalisten ständig zur Verfügung stehen sollte, denn eine entstehende Dehydrierung durch mangelnde Wasseraufnahme kann schnell zu gesundheitlichen Problemen führen. Hierbei geht es insbesondere darum, dass man das Wasser zur Essensverarbeitung, zur Ausscheidung von Giftstoffen und zur Regulierung der Körpertemperatur durch Schwitzen benötigt. Es gibt natürlich noch weitere Anwendungsbereiche wie der persönlichen Hygiene und der Reinigung von Kochgeschirr oder Bekleidung, daher geht man in der Regel bei der Bestimmung des Wasserbedarfs pro Tag und Person von ca. 3 – 4 Litern Wasser aus.

3 Wochen ohne Nahrung

Da der menschliche Körper immer einige Reserven zur Verfügung hat, ist es möglich, 3 Wochen lang ohne Nahrung auszukommen. Dies bedeutet allerdings nicht, dass es einem dadurch körperlich richtig gut geht, denn damit der Körper richtig funktioniert, benötigt er ausreichende Energie. Ohne Nahrung hat man aber nicht nur den Gewichtsverlust als Folgeerscheinung, sondern man hat mit der dadurch entstehenden Müdigkeit, Lustlosigkeit und einem schlappen Gefühl zu kämpfen. Auf Dauer ist eine solche Situation jedoch trotzdem gesundheitsgefährdend.

Die wichtigste Regel kann man allerdings nicht in einem Zeitraum definieren und das ist die Hoffnung. Jeder kennt den Spruch „Die Hoffnung stirbt zuletzt“ und bei einem Survival-Abenteuer entscheidet diese Lebenseinstellung darüber, wie er das Abenteuer übersteht und daher sollte dieser Spruch eine Lebenseinstellung für jeden Survivalisten sein.

Durch das positive Denken und die ruhige Entscheidungsfindung kann am ehesten eine Notsituation überstanden werden. Verfällt man allerdings in Panik, so verschleiert dies die eigenen Sinne und man kommt unweigerlich zu falschen Ideen und Entscheidungen.

Letztendlich dient diese Dreier-Regel dazu, dass man in einer logischen Reihenfolge die nächsten Schritte präzise nach der entsprechenden Notwendigkeit planen kann.

PRIORITÄTEN BEIM ÜBERLEBEN

Eine der wichtigen Prioritäten für das Überleben ist, im Ernstfall den Überblick zu bewahren. Verhaltensweisen wie beispielsweise Wut, Hektik oder Stress entscheiden in einer Notlage über den Erfolg oder den Misserfolg und im schlimmsten Fall über Leben und Tod. Nur wer eine positive Lebenseinstellung hat, sich beherrschen kann und über ein diszipliniertes Verhalten verfügt, ist in der Lage, in schwierigen Situationen die richtigen Entscheidungen zu treffen.

Sicherheit

Die eigene Sicherheit hat prinzipiell die höchste Priorität bei einem Survival-Abenteuer. Dazu gehört auch das physische Wohlergehen, daher sollte man sich sofort aus der Gefahrensituation bringen und dann kann man in Ruhe über die nächsten Schritte nachdenken.

Befindet man sich in einer absoluten Notsituation, aus der man sich selbst nicht befreien kann, muss man umgehend zu anderen Menschen eine Verbindung zur Rettung starten. Da sich verschiedene Möglichkeiten in dem Rucksack befinden, sollte man über die effektivste Lösung nachdenken, denn je mehr Zeit vergeht, desto schlechter wird der Gesundheitszustand, da die psychische Belastung dadurch immer mehr steigt. Funktioniert das Smartphone, dann wäre dies die erste Wahl, da so am schnellsten eine Rettung eingeleitet werden kann. Aber auch mit einer Signalpfeife oder einer Taschenlampe kann man Notsignale absetzen.

Signale für den Notfall

Man muss sich in einer Notsituation in der Wildnis durch Signale bemerkbar machen, denn im Gegensatz zum städtischen Leben, wenn man einfach schnell den Notruf wählt und schnellstens Hilfe kommt, ist dies in der Wildnis fast nicht so einfach. Selbst wenn man ein Smartphone bei sich führt, kann dieses durch fehlenden Empfang ausfallen und ein Satellitentelefon ist ziemlich teuer, daher sollte man über andere Möglichkeiten nachdenken.

Da es wichtig ist, sofort und ständig mit der Signalisierung zu beginnen, kann man beispielsweise durch das Rufen oder Schreien, das Lärmen oder Klopfen mit Stöcken, durch Rauchzeichen auf sich aufmerksam machen, ein SOS-Zeichen auf dem Boden mit Hilfe von Steinen oder anderen Gegenständen gut sichtbar markieren oder auch eine mitgebrachte Signalpfeife verwenden. Man sollte bereits vor Reiseantritt die allgemein gültigen Signalzeichen für SOS, Rettungssymbole und Telefonnummern lernen und gegebenenfalls auch bei sich führen.

Unterschlupf

Damit der menschliche Körper effektiv funktionieren kann, ist der Schutz vor Hitze, Kälte und Nässe absolut notwendig und sogar noch wichtiger als Wasser und Nahrung, denn abgesehen davon, dass man sich nicht wohl fühlt, besteht immer die Gefahr, dass man dadurch krank wird. Ein anderer wichtiger Faktor für den menschlichen Körper ist die Ruhe- und Erholungsphase sowie der Schlaf, um neue Energie zu tanken. Der Unterschlupf muss immer an die entsprechende Umgebung angepasst werden.

Den Aufbau von unterschiedlichen Varianten sollte man vor Beginn des Abenteuers unbedingt trainieren, um in der Wildnis schnell einen passenden Unterschlupf bauen zu können, damit man sich nicht länger als nötig den Witterungsverhältnissen aussetzen muss.

Wasser

Das Trinkwasser hat eine höhere Priorität als Nahrung, da die Leistungsfähigkeit davon abhängt. Wie bereits in der Dreier-Regel erwähnt, braucht der Mensch nach 3 Tagen Wasser, allerdings immer vorausgesetzt, dass man keinen anstrengenden körperlichen Belastungen ausgesetzt ist, denn dann verkürzt sich diese Regel, da dadurch der Wasserverlust des Körpers höher ist als in einem ruhigen Zustand.

Das Durstgefühl ist eine Warnung des Körpers, daher sollte man sich auch entsprechend verhalten. Die psychosomatischen Konsequenzen bei Wassermangel sind reizbares und aggressives Verhalten, die Verzerrung der Wahrnehmung sowie Kopfschmerzen und Schwindelgefühl. Es ist nicht immer möglich, sich ständig mit Wasser zu versorgen, daher sollte man größere Anstrengungen meiden, immer durch die Nase atmen und sich im Schatten aufhalten, bis man seinen Durst wieder stillen kann.

Feuer und Wärme

Insbesondere in den nördlichen Regionen oder auch im Gebirge können die Nächte sehr kalt sein und man sollte daher gut darauf vorbereitet sein, denn die Kälte ist der größte Feind in der Wildnis.

Man sollte immer mehrere Möglichkeiten haben, schnell ein Feuer zu entfachen. Ein Feuer erfüllt eine Vielzahl an menschlichen Bedürfnissen, beispielsweise hebt es die Moral durch ein Gefühl von Geborgenheit, spendet Helligkeit und Wärme, hilft bei der Zubereitung von Trinken durch Wasserentkeimung und der Nahrungszubereitung, hält Wildtiere auf Abstand und dient zur Signalsendung in einem Notfall.

Nahrung

Auch wenn der menschliche Körper bis zu 3 Wochen ohne Nahrung auskommen kann, sollte man dies nicht unnötig ausreizen, denn die Nahrung steht für körperliche Energie und diese braucht man, um ein solches Abenteuer gesund zu überstehen.

Wie bereits erwähnt, ist es daher ein großer Vorteil, wenn man bei den Vorbereitungen für das Abenteuer das Fasten trainiert hat, dann kann man eventuell auftretende psychische Probleme auf ein Minimum reduzieren oder bekommt sie gar nicht erst. Es gibt unzählig viele Möglichkeiten, in der Natur Nahrung zu finden, natürlich immer vorausgesetzt, dass man sich mit den essbaren Pflanzen, Wurzeln und Beeren auskennt und dass man in der Lage ist, auch mal einen Fisch zu angeln. Hierbei gilt aber, dass man nicht isst, was man nicht kennt, denn dies kann zu Magen-Darm-Problemen und in im schlimmsten Fall zu Vergiftungen führen, was man unbedingt vermeiden sollte.

Die psychische Herausforderung

Eine der größten Herausforderungen bei einem Survival-Abenteuer ist die menschliche Psyche. In der Wildnis wird man mit den eigenen Ängsten und Schwächen konfrontiert, die man im normalen Leben gut verstecken kann, weil man sie in einer solch extremen Form gar nicht erlebt.

Es wird nicht lange dauern, bis man sich fragt, warum man sich das überhaupt antut, beispielsweise wenn man friert, weil das Feuer ausgegangen ist, wenn man mit unzähligen Mückenstichen aufwacht oder auch wenn man in ein Gewitter gerät und pudelnass wird.

Diese Zweifel sollte man nicht zulassen, denn ein Abenteuer in der Wildnis ist nun mal auch mit Problemen behaftet, die man lösen muss und bekanntlich lernt man ja auch aus Fehlern.

Hat man solch ein absolutes Tief, dann gibt es dafür ein wahres Wundermittel und das ist das Lachen, denn mit Humor geht alles leichter. Ist man mit einer Gruppe unterwegs, kann man die anderen dadurch aufmuntern, denn durch ein paar Witze über die momentane Situation bringt man alle zum Lachen und den anderen Begleitern fallen mit Sicherheit auch noch ein paar Kommentare dazu ein, so dass man schnell seine gute Laune wiederfindet.

Ist man allein, kann man auch über seine eigenen Fehler lachen, denn bei den Vorbereitungen sind solche Fehler bestimmt nicht passiert. Man sollte sich immer den Humor und seine positive Lebenseinstellung bewahren, dann kann man auch die schwierigen Situationen überstehen. Diese besonderen Momente werden Ihnen nach Ihrem Abenteuer allerdings auch am längsten in Erinnerung bleiben, denn sie waren trotz aller Probleme eine ganz besondere Bereicherung in Ihrem Leben.

SURVIVAL IM WINTER

Die Wintermonate stellen eine besondere Herausforderung an den

Survivalisten dar, da man hierbei ganz anders vorbereitet sein muss als in den anderen Jahreszeiten. Man kann auch bei einem Wintereinbruch und kalten Temperaturen Spaß an einem Survival-Abenteuer haben, wenn man bestimmte Regeln beachtet. Dazu möchte ich Ihnen nachfolgend einige zu beachtende Faktoren aufzeigen.

Das Zwiebelprinzip

Wie bereits schon erwähnt, ist das Zwiebelprinzip die effektivste Lösung für die Aktivitäten im Winter, um sich vor Kälte zu schützen. Hierbei handelt es sich um mehrere Kleidungsschichten aus verschiedenen Materialien und Stärken, die man in einer bestimmten Reihenfolge anzieht. Auch müssen die Schichten nicht unbedingt aus einer Lage bestehen, sondern können verdoppelt werden.

Es gibt 3 Arten von Schichten:

- Die Basisschicht: diese liegt eng am Körper und führt die Feuchtigkeit von der Haut weg.
- Die Isolationsschicht: durch einen Mix von Materialien und der Stückzahl der Lagen hat man eine Isolierschicht gegen Auskühlung.
- Die Wetterschutzschicht: man wird vor verschiedenen Wetterbedingungen wie beispielsweise Regen, Schnee oder Wind geschützt.

Da die Luft zwischen den einzelnen Kleidungsstücken isolierend wirkt, ist es von Vorteil, wenn man beispielsweise 2 x eine Basisschicht und 2 x eine Isolationsschicht trägt, ganz nach der Devise, dass das Isoliervolumen umso höher ist, je mehr Schichten man hat. Zusätzlich hat man durch das Zwiebelprinzip die flexible Möglichkeit, die Kleidung je nach Temperaturen anzupassen.

Die Hauptfunktion der Basisschicht besteht darin, den Körper vor der Auskühlung durch die Schweißbildung zu schützen. Die entstehende Feuchtigkeit wird von der Hautoberfläche nach außen befördert. Die

Basisschicht, das heißt beispielsweise ein T-Shirt und Unterwäsche, müssen eng auf der Haut sitzen und sollten aus Synthetik bestehen, da sonst der Schweiß nicht effektiv nach außen treten kann, sich in der Basisschicht sammelt und zu einer zusätzlichen Auskühlung führt.

Für das Speichern der Körperwärme ist dann die Isolationsschicht zuständig. Dies kann ein Fleece-Pullover oder ein dünneres Langarm-Shirt sein oder auch beides für beispielsweise extrem kalte Temperaturen.

Ganz zum Schluss zieht man dann noch für den Wetterschutz eine Membranfunktionsjacke über, da diese Jacke sehr leicht ist und vor Nässe und Wind schützt. Bei dieser Jacke sollte man auch durch die Belastung eines Rucksackes auf ein robustes Außenmaterial achten.

Für solche winterlichen Routen ist auf jeden Fall entsprechende Thermowäsche in Form von Socken und Unterwäsche zu empfehlen. Auch auf schnell trocknende Materialien bei den einzelnen Schichten sollte man achten, da man durch die Bewegung schnell ins Schwitzen kommt. Beachten muss man hierbei, dass man Kleidung aus Baumwolle vermeiden sollte, da dieses Material die Feuchtigkeit nur aufsaugt, aber nicht nach außen transportiert und sie auch viel schlechter als andere Materialien trocknet.

Auch für die Hände sollte man das Zwiebelsystem anwenden, da ein paar dünne Fingerhandschuhe und darüber die dicken, wasserdichten Fäustlinge für gleichmäßig warme Hände sorgen. Die Kopfbedeckung ist allerdings ein absolutes Muss, denn wie bereits erwähnt, ist der Kopf die empfindlichste Stelle bei Unterkühlung.

Jeder Mensch hat ein anderes Empfinden für Kälte, daher sollte man sich bei seiner Vorbereitung auch durch Aktivitäten bei schlechtem Wetter und kalten Temperaturen abhärten. Da man im Winter einiges mehr an Energie verbrennt, sollte man beachten, dass man mehr Trinken und zusätzliche Kalorien zu sich nehmen muss. Daher sollte man zusätzliche Kalorienrationen, wie beispielsweise Nüsse oder Müsli- und Powerriegel, bei sich haben, um den Energieverbrauch auszugleichen. Weiterhin ist auch zu empfehlen, ein isotonisches Pulver für das Wasser einzustecken, da der Körper dadurch besser mit Flüssigkeit versorgt wird als nur mit reinem Wasser.

Der Unterschlupf im Winter

Einen Unterschlupf bei winterlichem Wetter zu bauen ist auch eine etwas andere Herausforderung als unter normalen Witterungsbedingungen, aber es bietet auch Vorteile, denn der Schnee selbst ist wie eine isolierende Schicht.

Die einfachste Bauweise ist hier, ein Gerüst aus Ästen zu bauen und den Schnee auf den Ästen zu stapeln, denn so hat man eine sehr gute Außenschicht für den Unterschlupf. Auf dem Boden legt man eine Plane als Isolierschutz vor Kälte und Feuchtigkeit. Sollte man ein Feuer in dem Unterschlupf anzünden wollen, so ist dringend zu beachten, dass vorher ein Loch für die Entlüftung im Unterschlupf vorhanden sein sollte, da sonst Erstickungsgefahr droht.

Sollte man in einen Schneesturm geraten, dann darf man nur weiterlaufen, wenn man keinen guten Schutz findet, ansonsten gilt die Regel, da zu bleiben, wo man gerade ist und wo die höchste Wahrscheinlichkeit besteht, dass man gefunden wird. Man sollte in einer solchen Situation Energie sparen, denn man kann durch ein ruhiges Verhalten und dem Planen der nächsten Schritte nicht in Panik verfallen. Man kann solch einen Schneesturm nur durch das Nachdenken, das überlegte Handeln und den logischen Einsatz der vorhandenen Ressourcen überleben.

VERHALTEN BEI BEGEGNUNGEN MIT WILDTIEREN

Je nachdem, in welche Region die Reise geht, gibt es auch unterschiedliche Wildtiere. Daher muss man sich vorher darüber informieren, welche Arten von Wildtieren sich in Ihrem Aufenthaltsort befinden.

Normalerweise gehen Wildtiere dem Menschen aus dem Weg, es gibt jedoch bestimmte Situationen, wo auch Wildtiere eher angriffslustig als scheu sind und darauf sollte man vorbereitet sein. Dies schließt die Hirschbrunft genauso mit ein wie eine Bache (Wildschweinsau) mit Frischlingen (Jungtiere) oder eine Bärenmutter mit Jungtieren. Solche Situationen stellen für den Survivalisten eine besondere Herausforderung für das richtige Verhalten dar.

Als prinzipielle Faustregel gilt bei der Begegnung mit wilden Tieren, egal welcher Art, dass man nicht versucht, sie zu füttern oder anzufassen, sondern eher immer für einen Sicherheitsabstand von mindestens 50 bis 100 Metern sorgt. Auch wenn diese Wildtiere noch so niedlich schauen, worauf der Mensch ja zu gerne eingeht: Sehen Sie mit Wildtieraugen und schon wird Ihnen bewusst, dass man nur als eine leckere Mahlzeit angesehen wird.

Verhalten bei Wildtieren – der Bär

Hält man sich in bestimmten Regionen auf, wie beispielsweise Kanada, so wird sich ein Aufeinandertreffen von einem Menschen und einem Bären nicht immer verhindern lassen, daher sollte man besonders aufmerksam sein und einige Regeln beachten.

Ein Bär meidet normalerweise den Menschen, aber hält man sich in einem Bärengebiet auf, dann sollte man laute Geräusche machen, singen, reden oder ein Bärenglöckchen am Rucksack haben. So gibt man dem Bären die Chance, rechtzeitig zu flüchten, und man geht sich so gegenseitig aus dem Weg. Anders sieht es aus, wenn eine Bärenmutter mit ihren Jungen unterwegs ist, denn sie ist kampflustig und will die Jungen beschützen. Daher sollte man stets aufmerksam seine Umgebung beobachten. Sollte es dann wirklich zu einer Begegnung kommen, sollte man ruhig bleiben und auf keinen Fall wegrennen, denn so weckt man den Jagdinstinkt in dem Bären und er ist schneller als ein Mensch. Nähert sich der Bär, so sollte man mit Campinggeschirr, Töpfen oder ähnlichem richtig Lärm machen, aber man sollte keine Bärengeräusche nachahmen oder in schrillen Tönen schreien.

Verhalten bei Wildtieren – der Wolf

Erfreulicherweise hat der Wolf wieder Einzug in Deutschland gehalten, aber dies birgt auch neue Gefahren für den Survivalisten. Der Wolf stand kurz davor, ausgerottet zu werden, so dass das größte Raubtier aus der Familie der Hunde in vielen Ländern unter Naturschutz gestellt wurde.

Der Wolf ist ein sehr scheues Wildtier und vermeidet ebenfalls die Begegnung mit Menschen. Da der Wolf rechtzeitig die Anwesenheit von Menschen bemerkt, sucht er in der Regel schnell das Weite. Jedoch gibt es für alles immer ein erstes Mal und so kann man auch die Begegnung mit einem Wolf nicht komplett ausschließen.

Wölfe sind in der Regel am frühen Morgen oder in der späten Nacht aktiv und können dann auch mal in einer Wohngegend gesehen werden. Da zu diesen Zeiten der Mensch meistens schläft, ist eine Begegnung eher unwahrscheinlich. Sollte man das Glück haben, einen Wolf zu sehen, so sollte man auf keinen Fall auf ihn zugehen, sondern man bleibt stehen, macht keine hastigen Bewegungen und man richtet seinen Körper stolz und erhaben auf.

Weicht der Wolf nicht zurück, so sollte man ihn mit einer lauten und kräftigen Stimme ansprechen, aber es kann den Wolf einschüchtern, lautstark in die Hände zu klatschen. Bei einzelnen, jungen Wölfen kann es auch passieren, dass er aus Neugier auf den Menschen zugeht, aber er darf niemals gefüttert oder gestreichelt werden, auch wenn die Versuchung groß ist, denn es sind Wildtiere und das sollen sie auch bleiben.

Auch hier gilt, durch lautes Reden oder auch Schreien und das Klatschen in die Hände den jungen Wolf auf Abstand zu halten. Notfalls kann man auch etwas nach ihm werfen, aber ohne ihn zu treffen, da ein Wolf dadurch nicht aggressiv wird, wie wir das erwarten würden, sondern es vergrößert seine Angst und sollte letztendlich dazu führen, dass er die Flucht ergreift.

Egal in welcher Form die Begegnung von Wölfen ist, es gilt immer, den Wölfen nicht den Rücken zuzukehren und keine schnellen Bewegungen zu machen, man kann aber langsam rückwärts laufen, um die Distanz zu vergrößern.

Verhalten bei Wildtieren – das Wildschwein
Das Wildschwein hält sich fast im gesamten europäischen Raum, also auch in Deutschland, auf und ist relativ ungefährlich. Auch wenn es sich hier um friedliche und harmlose Wildtiere handelt, gibt es trotzdem auch Situationen, in denen es gefährlich werden kann.

Hier gilt, genauso wie bei anderen Wildtierarten auch, dass man sich keiner Bache mit Frischlingen nähern sollte, aber sie macht sich durch ein lautes Schnaufen als Warnung bemerkbar, sodass man den gleichen Weg wieder zurückgehen kann. Der Keiler (männliches Wildschwein) ist allerdings sehr gefährlich und blind vor Wut, wenn er verletzt ist, er ist aggressiv und angriffslustig, daher sollte man sich langsam zurückziehen. Hat man genügend Abstand, sollte man die Polizei informieren, denn die Verletzung kann von einem Unfall oder auch von einem Jäger stammen und ist daher nicht nur für den Survivalisten eine Gefahr. Vermeiden sollte man allerdings auch, nachts im Wald unterwegs zu sein, denn da verhalten sich die Wildschweine wieder ganz anders, da gibt es dann nur entweder Flucht oder Angriff, dazu muss man wissen, dass Wildschweine nachts mit Menschen im Wald nicht rechnen und dadurch überrascht werden, was bei Wildtieren nie eine gute Idee ist.

Verhalten bei Wildtieren – die Schlange

Auch Schlangen sind eigentlich Wildtiere, die vor dem Menschen flüchten, egal ob sie giftig sind oder nicht. Trotzdem kann es aber zu überraschenden Begegnungen kommen, da Schlangen beispielsweise auch gerne auf einem Stein in der Sonne liegen, da sie zu der Gruppe der Wechselwarmen gehören. Dies bedeutet, dass sie ihre Energie nicht durch Nahrung erhalten, sondern von den klimatischen Bedingungen ihrer Umgebung abhängig sind. Man kann durch ein festes Auftreten die Schlangen verjagen, da sie die Vibration am Boden spüren können und sofort flüchten. Benutzt man einen Stock, so kann man in hohen Gräsern oder einem nicht einsehbarem Gelände für eine Schlangenflucht sorgen. Da sich Schlangen gerne in Erdlöcher zurückziehen, sollte man nicht auf die Idee kommen, mit der Hand in Erdlöcher zu fassen, denn das könnte sehr schmerzhaft oder auch gefährlich werden.

Sollte man trotzdem auf eine Schlange stoßen, dann muss man immer sofort Abstand halten, denn eine Schlange kann immer nur entsprechend ihrer Körperlänge hervorschnellen und angreifen.

Möchte man bei seinem großen Abenteuer auch wilde Tiere hautnah erleben, so sollte man sich vorher informieren, welche Möglichkeiten es in dem Reisegebiet gibt. Achten Sie auch darauf, dass Sie nicht auf Anbieter hereinfallen, die durch Tierquälerei, wie beispielsweise Betäubung oder Misshandlung, handzahme Wildtiere anbieten, denn das ist nicht natürlich und man sollte es nicht unterstützen. Daher habe ich Ihnen nachfolgend einige Beispiele für ein artgerechtes Abenteuer mit Wildtieren aufgelistet.

Artgerecht Tierabenteuer erleben

Eine Tigersafari in Indien zu erleben, ist sicherlich mit eines der größten Abenteuer, denn es gibt eine Großzahl an Tigerreservaten, wo diese wilden Katzen ganz frei und trotzdem geschützt leben. Man sollte sich daher das bekannteste Reservat in Indien - den Ranthambore Nationalpark – anschauen, in dem ca. 50 Tiger leben. Mit etwas Glück kann man hier durch eine Safari die prachtvollen Tiger vor die Augen bekommen.

Ein weiteres ganz besonderes Erlebnis sind die Orang-Utans in Borneo, Malaysia, denn hier wird man ein unvergessliches Dschungelabenteuer im „Batang Ai Nationalpark" erleben, da man mit einem erfahrenen Guide für 4 Tage in den Urwald geht. Dabei hat man die Möglichkeit, viele und auch seltene Wildtiere in freier Natur zu erleben. Bekannt ist aber der genannte Nationalpark eigentlich durch seinen hohen Tierbestand an Orang-Utans. Eine Gruppe von Orang-Utans bei ihrem alltäglichen Treiben zu beobachten, wird bei jedem mit Sicherheit einen bleibenden Eindruck und eine tolle Erinnerung hinterlassen.

Wollte man schon immer mal mit Delfinen schwimmen und steht es vielleicht auch noch auf Ihrer To-Do-Liste, dann sollte man die Ostküste der neuseeländischen Südinsel besuchen, um sich gemeinsam mit den Delfinen im Wasser zu tummeln. An der Ostküste gibt es fast ganzjährig eine Vielzahl von Delfinen und man muss nicht erst warten, bis man einen zu Gesicht bekommt. Hier hat man die Möglichkeit, die Tiere entweder von einem Boot aus zu beobachten oder man kann auch mit den Delfinen gemeinsam schwimmen. Durch die Begleitung von erfahrenen Guides erhält man auch Informationen darüber, wie man sich den Delfinen gegenüber verhält, so dass dieses Abenteuer unvergesslich sein wird.

Auch eine Reitsafari durch Kenias „Masai Mara Nationalpark", bevorzugt in den Monaten Juli bis Oktober, wird zu einem einmaligen Erlebnis, denn in dieser Zeit ist dort die „Große Wanderung". In dem genannten Zeitraum ziehen schätzungsweise 1,5 Millionen Gnus und

Zebras in gigantischen Herden durch das Land. Dieses faszinierende Erlebnis inklusive der einmaligen Landschaft wird auch zu einem der tollsten Erfahrungen während Ihres Survival-Abenteuers, allerdings muss man hierbei bedenken, dass man ein sehr erfahrener Reiter sein muss, um diese Reitsafari in vollen Zügen genießen zu können.

Dies waren nur einige Beispiele für ein Wildtierabenteuer während Ihrer Reise, denn es gibt noch einige mehr, wie beispielsweise in Südafrika mit Robben schwimmen, während einer Kajakfahrt Schwertwale wie die Orcas zu erleben oder auch eine Trekkingtour mit Gorillas in Uganda.

KEINE PANIK IN NOTSITUATIONEN

Panik bedeutet, eine intensive Angst zu haben, und dadurch sind bestimmte Situationen nicht mehr kontrollierbar. Eine Panik entsteht, wenn man völlig unterwartet in eine bedrohliche Situation gerät, man ist in diesem Moment durch physische und psychische Belastung der Situation nicht gewachsen. Panik in einer Survival-Situation kann ausgelöst werden, wenn beispielsweise die Gesundheit bedroht ist, bedingt durch Mangel an Schutz, Nahrung und Wasser.

Gleiches gilt auch für eine auftretende Orientierungslosigkeit, sodass man den Ort und die Zeit nicht mehr bestimmen kann, denn dadurch entsteht aufgrund dieser Unsicherheit schnell eine Paniksituation. Auch die Erscheinungsformen der Panik auf eine gefährliche Situation sind bei jedem Menschen unterschiedlich und gehen von schreienden, weinenden, verstummenden oder bewegungslosen Reaktionen bis hin zu körperlichen Beschwerden wie Erbrechen, Gedächtnisausfall oder Schockzustand sowie totaler Gleichgültigkeit gegenüber anderen Menschen und der Umwelt. Das wirklich Gefährliche an einer Panik ist aber, dass man sie schwer kontrollieren kann. Daher ist es gerade bei einem Survivalisten dringend notwendig, dass er die Panik selbst zu kontrollieren und zu unterdrücken lernt, denn er ist in den meisten Fällen auf sich selbst gestellt. Man braucht vor allem eine starke Willenskraft, damit man ruhig bleibt, und dies kann man auch trainieren.

Um zu vermeiden, dass man sich in diese panische Situation hineinsteigert, sollte man sich selbst zwingen, stehen zu bleiben und tief durchzuatmen.

Reden und motivieren Sie sich selbst: „Ich packe das“ und „Ich stehe das durch“, erst dann denkt man nach, wie die derzeitige Situation ist und kann diese strukturieren. Wichtig ist auch, dass man sich sinnvoll durch Beschäftigung ablenkt. Auf eines kann man sich dabei aber verlassen, und zwar ist das der menschliche Körper selbst, denn das seelische und körperliche Gleichgewicht wird sich in einer Notsituation von selbst wiederherstellen.

Man kann sich auch selbst beeinflussen und das Unterbewusstsein trainieren, indem man einen Gedanken so oft wiederholt, bis man selbst davon überzeugt ist. Sobald man wieder klar denken kann, sollte man die eigentlichen Probleme anpacken und seine eigene Situation dadurch verbessern, dann haben auch die Faktoren Angst und Frust keine Chance mehr.

MYTHEN UND MÄRCHEN

Es gibt viele Verfilmungen, in denen die großen Helden ganz tolle Tricks und Ideen haben und Dinge tun, die im wahren Leben nie funktionieren würden. Diese sollte man auf keinen Fall als glaubwürdig ansehen bzw. auf die Idee kommen, diese selbst bei einem Survival-Abenteuer zu praktizieren, denn das kann für jeden lebensgefährlich werden.

Überlebensmythen bei Kälte

Jeder kennt diese Situation – es ist draußen kalt und man friert an den Händen, also reibt man die Hände aneinander, wodurch Wärme erzeugt wird – das ist auch richtig und es kann kein Schaden am Körper entstehen.

Allerdings darf man dies niemals *bei erfrorener Haut* machen. Dazu muss man wissen, dass Erfrierungen dann auftreten, wenn sich Eiskristalle in der Haut gebildet haben. Beginnt man nun, an den Stellen zu reiben, wo sich die erfrorene Stelle befindet, entsteht sofort eine Verletzung der Haut und dadurch wird alles nur noch schlimmer. Der Grund dafür ist, dass die Eiskristalle, die sich unter der Haut festgesetzt haben, die Hautzellen aufschürfen. Es ist daher besser, die betroffenen Stellen langsam aufzuwärmen. Da Erfrierungen und Kälteschäden starke Schmerzen verursachen können, sollte man auch eventuell eine Schmerztablette nehmen, da es dadurch erträglicher wird.

Bei Unterkühlungen lindert ein heißes Bad – das ist sehr falsch, dies ist sehr gefährlich, da nicht nur durch das heiße Wasser extrem starke Schmerzen entstehen, sondern es kann dabei der Kreislauf kollabieren und im schlimmsten Fall einen Herzinfarkt auslösen.

Dies erscheint auch ziemlich logisch, da dieser extreme Temperaturwechsel für jeden Körper eine sehr hohe Belastung ist. Besser ist es, zwei heiße Wasserflaschen unter die Achselhöhlen zu klemmen, damit der Körper langsam wieder aufgewärmt wird. Hat man keine entsprechenden Wasserflaschen zur Verfügung, hilft auch, dass man sich durch direkten Hautkontakt mit anderen Personen aufwärmt.

Auch die Behauptung, dass das *Schlafen bei Unterkühlungen* helfen soll, ist definitiv nicht wahr, denn schläft man ein, ist das fast immer das Todesurteil. Der menschliche Körper wird durch Unterkühlungen einer hohen Belastung ausgesetzt, was zum bekannten Zittern, zu Anzeichen von Verwirrung und zu einer gewissen Schwerfälligkeit führt. Durch diese Symptome ist der Körper erschöpft und damit er sich erholen kann, signalisiert er die Müdigkeit, der man jedoch auf keinen Fall nachgeben darf. Man sollte eher dafür sorgen, dass der Körper sich langsam wieder erwärmt, so ist man beschäftigt und kann der Müdigkeit entgegenwirken.

Ein weiterer Mythos ist, dass durch *das Essen einer Unterkühlung vorgebeugt* werden kann – auch das ist definitiv falsch. Bei einer Unterkühlung ist das Einnehmen von Mahlzeiten gefährlich, denn fällt man in einen Schockzustand, der durch den Körper als Abwehrfunktion gegen die Kälte aktiviert werden kann, so ist es sehr wahrscheinlich, dass es zum Erbrechen der Mahlzeit kommt. Die könnte im schlimmsten Fall zu einem Erstickungstod führen.

Kennen Sie auch den Spruch *„der Alkohol wärmt von innen"*? – Das mag für normale Situationen in Ordnung sein, aber auf keinen Fall bei Erfrierungen. Auch wenn es sich im ersten Moment so anfühlt, als ob man eine innerliche Wärme spürt, passiert eigentlich genau das Gegenteil. Der Alkohol erweitert die Blutgefäße an der Hauptoberfläche, wodurch man noch schneller auskühlt als ohnehin schon.

Besser ist es, wenn man ein alkoholfreies, heißes Getränk, wie beispielsweise Kaffee, Tee oder Kakao, trinkt, da so ebenfalls eine innere Erwärmung stattfindet, die aber bei weitem nicht so gefährlich ist wie der Alkohol.

Überlebensmythen beim Entzünden eines Feuers

Es gibt Mythen, da muss einfach nur schmunzeln, weil sie so unrealistisch sind, dass man schon beim Lesen lachen muss. Dafür bietet sich *„Talg von der Nase ist ein guter Anzünder"* als prima Beispiel an, um zu zeigen, dass man nicht alles glauben sollte, was so manch ein Abenteurer erzählt. Selbst eine Teenagerhaut kann nicht so viel Talg auf der Nase produzieren, so dass man genügend Material hat, um es unterstützend mit einem Feuerbohrer verwenden zu können. Dies ist eindeutig ein Märchen aus vergangenen Zeiten und sollte daher gar nicht erst in Erwägung gezogen werden.

Auch die Idee *„ein Feuer durch das Reiben von zwei Stöcken zu entzünden"* ist eher unrealistisch. Zwar ist es richtig, dass man durch Reibung die Wahrscheinlichkeit einer ersten Flamme hinbekommen würde, aber dies erfordert sehr viel Übung, Geduld und auch ein bisschen Glück. Daher kann das vielleicht bei einem Survival-Profi mit viel Erfahrung funktionieren, aber nicht bei einem normalen Survivalisten.

Der Mythos, dass *„nasse Streichhölzer nach dem Trocknen wieder funktionieren"* ist ganz klar falsch. Dazu muss man nämlich wissen, dass die verwendeten Chemikalien in einem Streichholzkopf sehr empfindlich auf Feuchtigkeit reagieren. Durch die Nässe wird die chemische Verbindung in dem Streichholzkopf verändert, so dass der Kopf nicht mehr entzündbar ist. Es ist daher besser, gleich wasserfeste Streichhölzer zu besorgen und diese wassergeschützt in einem dichten Gefäß aufzubewahren.

Die Aussage, dass *„Hartholz durch Reibung am besten für das Entzünden eines Feuers geeignet ist"* ist zwar nicht ganz falsch, aber man muss diese Aussage relativieren. Es ist zwar richtig, dass ein Hartholz, wie beispielsweise von einer Eiche oder Buche, durch die lange Brenndauer ein sehr gutes Brennholz ist, aber es nicht geeignet für das Entzünden eines Feuers, da die Temperatur zum Zünden sowie die Dichte des Hartholzes nicht zu dem gewünschten Erfolg führt. Im Gegensatz dazu sollte man für das Anzünden eines Feuers eher auf ein Weichholz zugreifen, wie beispielsweise Kiefer oder Fichte, da deren Holzeigenschaften eher für das Anzünden geeignet ist.

Überlebensmythen – was kann man alles trinken

Der schlimmste Mythos ist wohl, dass man *„Urin trinken kann"*. Klar ist, dass zum Überleben das Trinken ganz wichtig ist, wenn man aber denkt, dass man gefahrlos den eigenen Urin trinken kann, so ist dies falsch. Dazu muss man sich mit der Funktionalität des Körpers beschäftigen, um die Zusammenhänge zu verstehen.

Prinzipiell besteht der Urin mit ca. 95 % aus Wasser, aber da sind ja noch die restlichen 5 % und genau die sind auch das Problem. Die Funktion der Nieren besteht darin, aus dem Blut die Unreinheiten herauszufiltern und diese werden in die Blase weitergeleitet und somit im Urin gesammelt und ausgeschieden. Somit ist klar, dass der Urin des Menschen nichts weiter als ein Abfallprodukt des Körpers ist und nur dafür sorgen soll, dass alle Schadstoffe den Körper verlassen.

Es gibt ca. 3.000 Komponenten im Urin, die sich in Abhängigkeit mit der Nahrung, der Einnahme von Medikamenten und der verschmutzten Umwelt unterscheiden. Dies bedeutet, dass der Urin voller Ausscheidungsprodukte des eigenen Körpers ist, also warum sollte man diesen Abfall seinem Körper wieder zuführen? Somit ist auch ganz klar die Behauptung, dass Urin „sauber" wäre, als falsch zu bewerten. Wenn man bedenkt, dass der Urin bereits in der Blase eine große Anzahl von unterschiedlichen Bakterien enthält und die untere Harnröhre ebenfalls nicht keimfrei ist, ist es nicht weiter verwunderlich, dass der Urin bei Austritt bis zu 10.000 Keime pro Milliliter gesammelt hat.

Auch sollte man wissen, dass sich bereits bei dehydrierten Menschen der Wassergehalt des Urins verringert, sodass die Schadstoffe noch mehr überwiegen als sowieso schon. Also was passiert nun, wenn man den eigenen Urin trinkt? Man führt den Nieren die Schadstoffe wieder zu, diese werden wieder gefiltert und ausgeschieden. Außerdem wird durch die Aufnahme der ganzen Schadstoffe sowie dem Natrium im Urin die sowieso schon vorhandene Austrocknung nur noch beschleunigt. Je öfter dieser Austausch stattfindet, desto höher ist die Wahrscheinlichkeit, dass man ein Nierenversagen bekommt, da die Belastung für dieses Organ zu hoch ist. Sollte nun jemand auf die Idee kommen, es mit einem Wasserfilter zu probieren, so muss man auch hier ganz klar sagen, dass dies nichts bringt, da die häufigsten Schadstoffe so klein sind, dass ein Wasserfilter diese nicht aufhalten kann. Eigentlich ist es auch nicht notwendig, den eigenen Urin zu trinken, denn es gibt so viele Möglichkeiten, Wasser zu finden, zu sammeln und zu filtern, dass man nur ganz selten in eine so extreme Überlebenssituation kommt, wo man zu solch radikalen Mitteln greifen müsste und dabei auch noch sich selbst schadet.

Überlebensmythen – Schnee essen und Steine lutschen

Sollte man keine andere Möglichkeit für Wasser finden, kann der Schnee auch zur Flüssigkeitsgewinnung verwendet werden, allerdings sollte der Schnee immer erst zum Schmelzen gebracht und - wenn möglich - auch gefiltert werden. Sollte man allerdings auf die Idee kommen, den *Schnee zu essen*, so muss man dringend davon abraten, denn Schnee besteht aus neun Anteilen Luft und nur einem Anteil Wasser, daher ist klar, was passiert: man wird durch den hohen Luftanteil unterkühlt.

Auf einem *Stein zu lutschen*, ist auch keine gute Idee. Zwar wird durch das Lutschen der Speichelfluss vermehrt, aber es besteht auch die Gefahr, dass man bei Unachtsamkeit den Stein verschluckt und dadurch ersticken kann, daher sollte man auch dieses Beispiel nicht anwenden.

Überlebensmythen bei einem Unterschlupf und dem Schutz

Die Behauptung, dass *„ein großes Feuer besser ist als ein Unterschlupf"*, ist schlicht und ergreifend falsch. Denkt man einfach mal nur über eventuelle Witterungsbedingungen nach, wird man schnell herausfinden, dass es bei Regen, Wind oder gar Schnee gar nichts bringt, ein großes

Feuer zu haben, denn das hat man nicht lange und es bietet auch keinen Schutz für den Survivalisten und seine Ausrüstung. Daher kann man nur jedem empfehlen, erst einen Unterschlupf zu bauen und dann ein Feuer anzuzünden.

Man sollte sich auch nicht von der Aussage irritieren lassen, dass *„eine Rettungsdecke nutzlos"* ist, da könnte man doch gleich mal davon ausgehen, dass derjenige gar nicht weiß, was eine Rettungsdecke ist. Zum einen befindet sich nicht umsonst in jedem Erste-Hilfe-Set, egal ob im Auto oder in der Firma, immer auch eine Rettungsdecke und zum anderen sollte sich auch in jedem Survival-Rucksack eine Rettungsdecke befinden und das aus gutem Grund.

Vielleicht ist der Begriff „Rettungsdecke" etwas irritierend, denn eigentlich ist es eine Rettungsfolie. Es handelt sich hierbei um eine sehr große Aluminiumfolie, die durch ihre Beschichtung eine starke Reflektion hat und dadurch sehr gut wärmt. So hat man einen sehr guten Schutz vor Regen, Wind und Kälte. Dazu kommt, dass sie sehr leicht ist, sich ganz klein zusammenfalten lässt und somit nicht viel Platz braucht.

Ein *„Feuer in einer Höhle"* zu entfachen ist definitiv keine gute Idee, denn da der Rauch nicht abziehen kann, bekommt man binnen kürzester Zeit eine Rauchvergiftung oder kann im schlimmsten Fall im Schlaf ersticken. Auch wenn dies als die schnellste Variante für Wärme erscheint, ist es einfach zu gefährlich. Da man bei seinem Abenteuer nicht mehr Risiken eingehen sollte als unbedingt nötig ist, sollte man ein Feuer nur vor einer Höhle machen. Auch solch ein Feuer bewahrt einen vor unerwünschten Wildtierbesuchen und ist einfach sicherer.

Überlebensmythen über wilde Tiere

Durch halbes Wissen kann man sich schnell in eine gefährliche und ausweglose Situation bringen.

Die Aussage, dass man *„rohes Fleisch essen"* kann, ist eindeutig falsch. Es gibt immer ein Risiko, wenn man rohes Fleisch oder Meeresfrüchte essen will. In der Regel befinden sich in dem rohen Fleisch Krankheitserreger, die dem menschlichen Organismus schaden, und mit Sicherheit kann das ein Survivalist nicht gebrauchen. Die einzige Ausnahme ist hierbei Sushi, denn diese Erreger sind wegen des Salzwassers mit dem menschlichen Organismus unverträglich oder auch nicht kompatibel. Will man jedoch auf der sicheren Seite sein, so gilt immer: nach dem Töten alles kochen, bevor man es isst.

Vor vielen Jahren war es noch üblich, einen *Schlangenbiss aufzuschneiden und das Gift auszusaugen*, doch in der heutigen Zeit ist davon strikt abzuraten. Realistisch betrachtet vergrößert man durch solch eine Aktion nur die Angriffsfläche und bietet ein erhöhtes Risiko für Infektionen. Daher ist die Empfehlung bei einem Biss, dass man einen Druckverband anlegt, damit das Schlangengift sich nicht im Körper verteilen kann, und danach sollte man umgehend einen Arzt aufsuchen.

Der Spruch, *„was Tiere essen können, kann ich auch verzehren"* – ist absoluter Unfug. Man sollte niemals davon ausgehen, dass das, was Tiere essen, einem selbst nicht schaden kann bzw. man das ja auch essen kann. Nehmen wir als Beispiel die Vögel in der Natur, dann wird schnell klar, was gemeint ist, denn Vögel fressen die unterschiedlichsten Sorten von Beeren, insbesondere auch die Beeren, die für den Menschen giftig sind. Daher sollte man sich niemals bei der Nahrungssuche an den Tieren orientieren.

Überlebensmythen bei der Navigation

Wenn man denkt, bei der Navigation bzw. Orientierung mit einem *„GPS-System"* sicher zu sein, liegt falsch. Man sollte immer davon ausgehen, dass man mit dieser Technik unter Umständen an seinem gewünschten Ziel nicht ankommt. Zwar kann man ein GPS-System mitnehmen, aber man sollte zur Sicherheit immer auch eine Karte und einen Kompass im Rucksack haben, denn ein Gerät sowie auch der Empfang können ausfallen und dann hat man ohne die genannten Hilfsmittel wirklich ein Problem.

Die alten Weisheiten, dass *„Moos immer an der nördlichen Seite von Bäumen wächst"*, ist ganz klar nicht richtig. Dazu sollte man auch wieder wissen, dass das Moos nur an den Stellen wächst, wo es besonders kühl und feucht ist, daher kann es keine zuverlässige Hilfe für die Bestimmung der Himmelsrichtung sein. Allerdings hängt das Mooswachstum von verschiedenen Bedingungen ab, beispielsweise kann in einem schattigen und feuchten Tal der Baumstamm komplett mit Moos bewachsen sein: wie will man so noch eine Himmelsrichtung bestimmen? Wachsendes Moos an Bäumen kann ein Anhaltspunkt sein, aber man sollte sich darauf einfach nicht verlassen.

Häufig liest man auch die Aussage, dass man *„Vögeln folgen soll, um Wasser zu finden"*, auch dies stimmt nicht. Es ist nicht wahr, dass Vögel ausschließlich und grundsätzlich zum Wasser fliegen, das wäre ein reiner Zufall, wenn man auf diese Art und Weise eine Wasserquelle finden würde. Hier sollte man sich dann doch auf seine eigenen Fähigkeiten besinnen und das Wasser da suchen, wo es am wahrscheinlichsten zu finden ist.

Mit der Natur im Einklang leben

Ein Survival-Abenteurer besitzt die Fähigkeit, mit minimaler Ausrüstung in der Wildnis zu überleben. Er lebt in und mit der Natur, da er sich Nahrung und Wasser aus dem umfangreichen Angebot der Natur selbst beschaffen und sich vor Witterungsbedingungen und Gefahren allein schützen kann. Dafür hat er eine positive Lebenseinstellung, wie beispielsweise, an sich selbst zu glauben, und die Dankbarkeit und Demut gegenüber der Natur mit all ihren schönen, aber auch harten Fassetten.

NAHRUNG IN DER WILDNIS FINDEN

Prinzipiell kann man davon ausgehen, dass man in der Natur genügend Nahrung zum Überleben finden kann. Allerdings sollte man sich gut mit dem Nahrungsangebot auskennen und bei einer Unsicherheit einen Test auf die Genießbarkeit machen, dies werde ich später noch näher erläutern.

Ebenfalls zu beachten ist, dass es in Naturschutzgebieten verboten ist, jegliche Arten von Pflanzen, Beeren und Pilzen zu sammeln.

Es ist auch nicht wichtig, dass man eine Großzahl an Pflanzen kennt, denn hier gilt das Prinzip „weniger ist mehr". Das Hauptaugenmerk sollte dabei lieber auf ein paar Pflanzen mit einem nahrhaften Gehalt liegen.

In der Wildnis sollte man sehr darauf achten, dass man nur die Pflanzen isst, die man auch kennt. Es ist empfehlenswert, sich vor dem Start in das Abenteuer intensiv mit den vorhandenen genießbaren Pflanzen in der jeweiligen Region zu beschäftigen. Da Pflanzen überwiegend nur Vitamine und Ballaststoffe enthalten, wird schnell klar, dass sie keine Energie, wie beispielsweise Kohlenhydrate und Eiweiße, bereitstellen. Daher sind die essbaren Pflanzen eher eine Nahrungsergänzung und eine gute Beschäftigung für den Magen.

Essbare Pflanzen in Deutschland

Hier kann man nur auf die essbaren Pflanzen in den heimischen Wäldern Bezug nehmen, denn egal wohin es den Survival-Abenteurer verschlägt, gelten dort andere Gegebenheiten, die man sich vorher durch intensives Studium erarbeiten muss.

Essbare Pflanzen sind beispielsweise Bärlauch, Löwenzahn, Giersch, Vogelmiere, Gänseblümchen, Breitwegerich, Spitzwegerich, Sauerampfer, Kamille, Topinambur und junge Birkenblätter.

Zu den essbaren Pflanzen gehören unter anderem auch Kräuter wie beispielsweise Gänsedistel, wilder Lauch, Kresse, Sauerklee oder Taubnessel. Diese Kräuter liefern die besonders wichtigen Stoffe wie Vitamine, Mineralstoffe und Spurenelemente.

Giftige Pflanzen erkennen

Für das Erkennen von giftigen Pflanzen gibt es ganz bestimmte Faustregeln, die nicht nur für Deutschland, sondern auch weltweit gelten. Bei diesen Regeln geht es ausschließlich darum, dass man unbekannte Pflanzen mit den nachfolgenden Eigenschaften als ungenießbar oder giftig einstufen sollte.

Folgende Pflanzeneigenschaften sollte man beachten:

- klebrige Pflanzen
- Pflanzen, die milchige, weiße oder gelbliche Säfte enthalten – die einzige Ausnahme hier ist der Löwenzahn

- Früchte an den Pflanzen, die präzise in fünf Teile aufgegliedert sind
- auch eine rote Farbe ist ein auffälliges Warnsignal
- glänzende Blätter an den Pflanzen
- gelbe oder weiße Beeren an den Pflanzen
- Samen an einer Pflanze, die sich in einer Schote befinden
- alle Pflanzen, die regenschirmförmig sind oder auch regenschirmförmige Blüten haben

Natürlich gibt es bei allen vorgenannten Eigenschaften immer Pflanzen, die eine Ausnahme bilden, wie bei dem Löwenzahn, aber bei Unwissenheit sollte man trotzdem eher vorsichtiger sein und dafür sind diese groben Regeln auch gedacht. Betrachtet man den optisch sehr schönen Fingerhut, so erkennt man sehr schnell, dass er die regenschirmförmige Optik hat. Der Fingerhut ist prinzipiell hochgiftig, und zwar vom Stängel bis zur Blüte. Bereits zwei kleine Blätter dieser Pflanze können ausreichen, um tödliche Vergiftungen in relativ kurzer Zeit zu erleiden.

Zu den giftigen Pflanzen in Deutschland zählen unter anderem:

- Der Seidelbast: Die Samen der Beeren (ähnlich der Johannisbeere) und die Rinde des Strauches sind hochgiftig und man findet sie hauptsächlich in Laub- und Mischwäldern;
- Die Herbstzeitlose: Die Samen der Pflanze enthalten ein Gift, ähnlich dem Arsen, und kommen auf feuchten Wiesen vor; im Frühling leicht zu verwechseln mit dem Bärlauch
- Der Goldregen: Prinzipiell ist die ganze Pflanze giftig, aber insbesondere die in den Schoten befindlichen Früchte, diese Pflanze wächst überwiegend im Südwesten
- Die Tollkirsche: Die gesamte Pflanze ist giftig, die höchste Giftkonzentration liegt jedoch in den Wurzeln, jedoch sind 3-4 der süßlich

schmeckenden Beeren für Kinder bereits tödlich; in Laub- und Mischwäldern vorkommend

- Das Maiglöckchen : Dieser Frühlingsblüher ist in allen Bestandteilen giftig und leicht zu verwechseln mit dem Bärlauch, der zur gleichen Zeit blüht; überwiegend in Laub- und Mischwäldern zu finden
- Der Eisenhut: Dies ist die giftigste Pflanze in ganz Europa, allein durch Hautkontakt können Vergiftungserscheinungen auftreten; zu finden in Bergregionen, feuchten Wiesen und Bachufern

Der Genießbarkeitstest

Zu Beginn kann man eine erste Überprüfung vornehmen, indem man unter der Pflanze nach toten Insekten schaut, ist dies der Fall, hat sich ein weiterer Test bereits erledigt. Als nächstes sollte man einen Geruchstest durchführen, dazu zerreibt man eine kleine Probe der Pflanze zwischen den Fingern und riecht anschließend daran. Ein unangenehmer oder gar ekeliger Geruch beendet ebenfalls den Test bezüglich Genießbarkeit.

Sind jedoch die ersten beiden Tests positiv verlaufen, kann man den nächsten Schritt gehen. Mit der Zunge sollte man vorsichtig ein Blatt abtasten und bei einem bitteren oder beißenden Geschmack kann diese Pflanzen als ungenießbar eingestuft werden. Sind keine unangenehmen Auffälligkeiten festzustellen, kann man mit dem nächsten Schritt beginnen. Die Probe, die mit der Zunge getestet wurde, kann nun mit einem kleinen Stück gekaut und geschluckt werden.

Um festzustellen, ob es eine körperliche Reaktion gibt, sollte man unbedingt eine halbe Stunde warten. Treten keine Symptome auf, wie beispielsweise Magenschmerzen, Schluckauf oder Würgereiz, kann man mit dem nächsten Schritt weitermachen. Da keine Beschwerden aufgetreten sind, kann man nun eine größere Menge von der Pflanze essen und wartet diesmal mindestens eine Stunde, treten auch dann keine auffälligen Beschwerden auf, kann man spätestens nach 24 Stunden diese Pflanze mit ruhigem Gewissen dem Speiseplan hinzufügen. Empfehlenswert ist, die genießbare Pflanze entweder digital oder manuell zu dokumentieren, damit man sie künftig schneller zuordnen kann. So kann man sich auch das Wiederholen eines Genießbarkeitstests beim nächsten Mal sparen. Sollten trotzdem einige Symptome auftreten, wie beispielsweise Übelkeit und Schmerzen, ist die beste und schnellste Methode, den Magen zu entleeren. Dies geht am schnellsten, indem man den Finger in den Hals steckt und so den gesamten Mageninhalt herausholt.

Tierische Nahrung

Eine energiereiche Ernährung kann man am effektivsten durch die tierische Nahrung erzielen. So kann man mit der richtigen Ausrüstung Kaninchen oder Geflügel erlegen, aber auch durch selbstgebaute Fallen kann man Mäuse, Eichhörnchen, Schlangen oder Vögel fangen. Für diese Tierarten sollte man sich vorher mit verschiedenen Fallensystemen beschäftigt haben, damit diese Kleintiere nicht leiden müssen.

Auch sehr kleine Tiere sind für die Zubereitung als Mahlzeit geeignet, wie beispielsweise Ameisen oder Schnecken. Bei Schnecken ist allerdings zu beachten, dass diese eine große Menge an Parasiten in sich tragen, daher sollte man sie auf jeden Fall in kochendem Wasser garen und anschließend das Schneckenhaus und die Organe entfernen.

Nicht zu empfehlen sind Nacktschnecken, da sich diese nicht ausnehmen lassen, die einzige Möglichkeit besteht darin, den Kopf abzutrennen und die Organe dann herauszudrücken, wobei man hier nicht sicher sein kann, dass nicht doch noch ein Rest im Körper der Nacktschnecke geblieben sind.

Ganz besonders hervorragend geeignet sind Insekten, denn sie sind eine sehr gute Eiweißquelle und liefern so die erforderliche Energie zum Überleben. Sicherlich klingt das erst einmal für viele nicht gerade lecker, aber wenn das Überleben in der Wildnis davon abhängt, muss man sich die persönliche Abneigung oder auch eventuellen Ekel einfach verkneifen. Es gibt in Europa mehr als 1.000 Insektenarten, die essbar sind, aber auch hier gilt die allgemeine Regel, dass man Insekten, die man nicht kennt, auch nicht essen sollte.

So sollte man Insekten meiden, die stechen, haarig sind, leuchtende Farben besitzen oder Krankheiten übertragen, wie beispielsweise die Mücke oder die Zecke. Natürlich gibt es auch hier wieder die berühmten Ausnahmen, denn eine Biene kann stechen, aber trotzdem ist sie essbar und soll wohl auch recht gut schmecken. Die haarige Vogelspinne ist ebenfalls genießbar und gilt in einigen Ländern gegrillt sogar als Delikatesse. Man ist auf jeden Fall immer auf der sicheren Seite, wenn man Insekten prinzipiell nur gekocht oder gebraten zu sich nimmt, da dabei ein eventuell vorhandenes Insektengift abgetötet werden kann. So wie bei rohem Fleisch können auch Insekten Bakterien und Parasiten enthalten, was wiederum gesundheitliche Folgen haben kann.

Essbare Insekten in Europa sind beispielsweise:

- Grillen und Heuschrecken
- Raupen und Ameisen
- Käfer und Insektenlarven
- Honigbienen

Beachten sollte man hierbei immer, dass die meisten Insekten in Deutschland unter Naturschutz stehen und daher nicht getötet, gefangen oder gegessen werden dürfen. Da es auch hier empfindliche Geldstrafen von bis zu 50.000,00 € geben kann, sollte man die geltenden Gesetze auf jeden Fall beachten.

WASSER - DAS LEBENSELIXIER

Wie schon mehrfach erwähnt, ist die ständige Verfügbarkeit von Trinkwasser lebensnotwendig und denkt man an die Dreier-Regel, so kann man nur 3 Tage ohne Wasser überleben.

Das Wasser zu finden, ist eine der wichtigsten Fähigkeiten des Survivalisten, denn hat erst einmal eine Dehydrierung eingesetzt, so beginnen auch sofort gesundheitliche Beeinträchtigungen wie beispielsweise Kopfschmerzen, Konzentrationsschwäche, Müdigkeit, Kreislaufprobleme oder trockene und juckende Haut. Es ist also wichtig, dass die Suche nach Wasser immer als Hauptpriorität angesehen wird und man auch immer Wasserreserven bei sich hat. Es gibt verschiedene Möglichkeiten, an Wasser zu kommen. In Deutschland ist dies relativ einfach, da man schnell einen Bach oder Fluss findet, in anderen europäischen Gebieten sieht das schon etwas anders aus.

Im Glücksfall sind immer *fließende Gewässer* zu finden, wie beispielsweise Flüsse und Bäche, denn stehende Gewässer sollten nur im Notfall als Wasserquelle dienen. Man sollte immer am Rand von Flüssen und Bächen Ausschau nach eventuell toten Tieren halten oder auch nach Rohren, deren Abwasser in den Fluss läuft, denn dann ist auch sofort klar, dass das Wasser ungenießbar ist.

Regionen, in denen es am Tage heiß und in der Nacht kalt ist, eignen sich sehr gut, um *Tau zu sammeln.* Dies kann mit einem saugfähigen T-Shirt oder Pullover gemacht werden und danach presst man das Wasser heraus in ein Gefäß oder, wenn der Durst zu groß ist, saugt man es direkt aus dem T-Shirt heraus.

Eine weitere Möglichkeit für Trinkwasser ist stellt es dar, wenn man *das Regenwasser sammelt.* Hierfür stellt man mehrere Gefäße auf und stellt zusätzlich in die Gefäße mehrere Stöcke, die oben herausragen müssen. Klingt wahrscheinlich erst einmal komisch, das ist es aber nicht, denn durch die Stöcke wird mehr Regenwasser in die Gefäße fließen und dadurch werden die Gefäße schneller voll.

Auch in einem *ausgetrockneten Flussbett* kann man durch genaue Beobachtung noch Wasser finden, denn sollte dort noch Wasser vorhanden sein, so findet man dieses an tieferliegenden Stellen oder an der Außenseite einer Biegung. Auch grüne Pflanzen sind ein gutes Zeichen für vorhandenes Wasser.

Am Fuße einer Klippe kann man auch Wasser finden und man sollte auf jeden Fall versuchen, dort zu graben. Die Chancen, auf Wasser zu stoßen, sind an den schattigen Stellen höher, weil das Wasser nicht so schnell verdunsten kann.

Hält man sich *in einem Sumpfgebiet* auf, so findet man auch da relativ leicht Trinkwasser. Man braucht nur ein kleines Loch graben und schaut, ob sich darin Wasser sammelt. Durch die vorhandenen Bodenschichten wird das Wasser bereits gefiltert, was sehr vorteilhaft ist, um Krankheiten vorzubeugen.

Auch *in Baumlöchern* kann man Wasser finden, weil sich dort nämlich das Regenwasser gesammelt hat. Allerdings werden sich dort auch kleine Lebewesen angesiedelt haben, daher muss das Regenwasser vorher auf jeden Fall abgekocht werden.

Und dann wären da auch noch *die Pflanzen mit den dicken Blättern,* denn sie haben viel Flüssigkeit gespeichert. Der Vorteil hierbei ist auch wiederum, dass die Pflanzen das Wasser aus dem Boden reinigen und somit durch Ausquetschen mit der Hand sofort für Flüssigkeit sorgen. Voraussetzung ist hier natürlich, dass man vorher überprüft hat, dass die Pflanze nicht giftig ist.

Auch *Tiere* können zu einer Wasserquelle führen. Die Grundregel für Survivalisten besagt:

- Bienen: das Wasser ist maximal bis 4 km entfernt
- Fliegen: das Wasser ist maximal bis zu 2 km entfernt
- Mücken: das Wasser ist maximal bis zu 500 m entfernt
- Frösche: das Wasser muss in unmittelbarer Nähe sein

Auch die Spuren von Tieren können zu einer Wasserquelle führen, denn nicht nur der Mensch, sondern auch die Tiere brauchen eine regelmäßige Wasserversorgung. Folgt man den Tierspuren und wenn mehrere Gabelungen sich zu einem Pfad schließen, dann kann man sicher sein, dass man in dieser Richtung auch auf eine Wasserquelle stoßen wird.

Egal in welcher Form man das Wasser bekommt, man sollte das Wasser immer 1 – 2 Minuten abkochen, damit die enthaltenen Bakterien und Parasiten absterben und so das Wasser keimfrei ist. Ein Survival-Abenteurer kann es sich nicht leisten, an verseuchtem Wasser zu erkranken, denn dabei ist der Verlust von Flüssigkeit enorm und es besteht akut die Gefahr der Dehydrierung.

Es gibt natürlich auch noch andere Methoden, um Trinkwasser keimfrei zu bekommen, wobei es beim Abkochen eine 100%-ige Sicherheit gibt. Hat man in seinem Rucksack einen Wasserfilter dabei, dann ist dies auch eine der schnellsten Methoden, an sauberes Wasser zu gelangen.

RICHTIGE ÜBERNACHTUNG IN DER NATUR

Bei der Suche nach einem idealen Platz zur Übernachtung sind natürlich auch einige Dinge zu beachten, um nicht eine schlaflose Nacht zu erleben. Man sollte Stellen im Wald vermeiden, die eine hohe Feuchtigkeit haben, denn in den kalten Nächten kann die Feuchtigkeit schnell zu einer Unterkühlung führen und im warmen Sommer werden einem die stechfreudigen Insekten wie beispielsweise die Mücken Gesellschaft leisten.

Um sich in der Nacht vor Witterungseinflüssen schützen zu können, sollte man sich zuerst nach natürlichen Möglichkeiten zum Schutz umschauen. Dazu gehören Felsvorsprünge, Höhlen oder auch umgestürzte Bäume, die mit einigen Handgriffen in einen trockenen Unterschlupf umgewandelt werden können, natürlich immer in Abhängigkeit von dem gewünschten Komfort.

Auf jeden Fall sollte der Lagerplatz und auch die Fläche, wo man schlafen will, einigermaßen gerade sein, denn liegt man beispielsweise etwas schräg, könnte man wegrutschen, wodurch kein ruhiger oder erholsamer Schlaf gegeben ist. Auch eine Senke oder eine Bodenvertiefung sollte man nicht wählen, denn wenn es nachts regnet, läuft diese Senke mit Wasser voll.

Hat man ein Gefälle, so sollte man immer mit dem Kopf nach oben liegen bzw. schlafen. Auch sollte man darauf achten, dass bei der Schlafstelle alle Äste und Steine entfernt werden und man sollte prüfen, ob in den Bäumen über dem Lagerplatz abgestorbene Äste hängen, die herabfallen könnten. Letztendlich schaut man noch nach Wildtierspuren oder Ameisen und vermeidet einen Lagerplatz zu nah am Wasser, um unliebsame und stechende Begegnungen in der Nacht zu vermeiden.

ORIENTIERUNG IN DER WILDNIS

Eine gute Orientierung ist eine erlernbare Fähigkeit und gehört daher auch mit zu den Vorbereitungen dieses Abenteuers, unabhängig davon, ob man einen Kompass und eine Karte im Rucksack hat. Jeder, der sich schon einmal verlaufen hat, wird inzwischen wissen, dass es daran gelegen hat, dass man nicht aufmerksam seine Umgebung beobachtet und nicht darauf geachtet hat, woher man gekommen ist. Es muss jedem klar sein, dass man dazu einige Grundlagen kennen und trainieren muss, da man sich eine Orientierungslosigkeit in der Wildnis nicht erlauben kann. Natürlich kann es immer mal passieren, dass man gerade nicht genau weiß, wo man ist, aber dann heißt es, einen kühlen Kopf zu bewahren und nach Lösungen zu suchen, damit keine Panik entsteht. Um zu verhindern, dass man nicht in solch eine Situation kommt, kann man einige Techniken anwenden und kann so die notwendige Aufmerksamkeit für die Umgebung lernen, wie beispielsweise bestimmte Fixpunkte zu erkennen und sich diese einzuprägen.

Suchen Sie sich einen weit entfernten Orientierungspunkt, dadurch können Sie immer die korrekte Richtung behalten. Befindet man sich *in einem dichten Wald,* so sucht man sich drei in einer Reihe stehende Bäume, hat man den ersten Baum erreicht, sucht man sich als nächsten Fixpunkt wieder einen dritten Baum, der weiter entfernt ist.

Weiterhin sollte man auf alle Besonderheiten, wie beispielsweise Flüsse und Bäche, Waldbegrenzungen und Waldwege, Hügel oder ein besonderer Fels sowie Seen und Schluchten achten. Diese Dinge geben Ihnen immer einen Hinweis auf die derzeitige Position und dienen später dazu, dass man diese Stellen wiedererkennt. Auch ein Blick zurück kann sehr hilfreich sein, wenn man beispielsweise den gleichen Weg wieder zurücklaufen will. Man sollte sich nicht nur mit den Augen die Umgebung einprägen, auch bestimmte Gerüche, Geräusche oder auf welchem Boden man läuft, sind hilfreiche Informationen, die man sich einprägen sollte.

Es gibt aber auch eine alte Methode, die sich *„Songline“* nennt und von den Aborigines, den Ureinwohnern von Australien, abstammt. Bei dieser Technik sucht man sich während dem Gehen, insbesondere bei einem Richtungswechsel, immer wieder auffällige und ganz spezifische Merkmale in der Landschaft. Das kann der eigenartige Wuchs eines

Baumes, ein merkwürdig geformter Fels oder ein großer Ameisenhaufen sein, wichtig hierbei ist nur, dass man um diesen Punkt eine Geschichte aufbaut. Je emotionaler eine Geschichte ist, desto besser prägt sie sich im Kopf ein. Da dies auf Dauer allerdings sehr anstrengend werden kann, empfiehlt es sich auch, sich ein bestimmtes Bild einzuprägen, beispielsweise sieht ein Fels aus wie ein überdimensionaler Hund oder ähnliches. Eigentlich ist das die gleiche Methode, wie wenn man sich eine sogenannte „Eselsbrücke" baut, was ja auch einen effektiven und hohen Wiedererkennungswert hat.

Natürlich kann man auch seinen *Weg im Gelände selbst markieren*, wenn man keine besonderen Fixpunkte findet. Dafür sind Äste oder Steine ideale Gegenstände, die man auf seinem Weg in gleichmäßigen Abständen als Markierung setzen kann. Durch die Anordnung einer ungewöhnlichen Reihenfolge an einer gut sichtbaren Stelle findet man so schneller seine eigenen Markierungen wieder. Dies kann natürlich nicht verwendet werden, wenn es schneit oder stark neblig ist, daher sollte man auch immer entsprechend den vorhandenen Witterungsverhältnissen überlegen, ob dies hilfreich ist.

Will man sich über eine längere Strecke orientieren, sollte man unterstützend *mit Landmarken* arbeiten. Zu den Landmarken gehören Bergrücken, Flüsse, Waldränder, Schluchten und in den heimischen Wäldern auch Wege und Straßen. Hierbei orientiert man sich an der Richtung des Verlaufes einer solchen Marke und hat man diese bestimmt, weiß man immer, in welche Richtung man läuft. Läuft man beispielsweise an einem Waldrand entlang, ist die Orientierung relativ leicht, wird aber der Wald durchquert, sollte man sich eine neue Landmarke suchen, da man ja auch die Richtung geändert hat.

Ein Fluss ist auch eine gute Hilfe bei der Orientierung, denn hierbei bekommt man nicht nur eine weitere Vorausschau, sondern durch die Fließrichtung des Flusses behält man immer seine Richtung. Aber ein

Fluss hat auch noch einen anderen Vorteil, denn läuft man immer flussabwärts, wird man mit ziemlicher Sicherheit irgendwann auch auf eine Siedlung oder eine Stadt treffen.

Irrtümer bei der Orientierung im Gelände

In dem Punkt „Mythen und Märchen“ bin ich bereits auf das Problem mit dem Moos an einem Baum eingegangen, aber hier möchte ich Ihnen noch einige andere Beispiele aufzeigen, die sich direkt auf die Orientierung in der Wildnis beziehen.

Die Aussage: „Ameisen bauen ihre Hügel immer an der südlichen Seite von Bäumen“

Diese Aussage ist zwar nicht falsch, kann aber ebenfalls wie bei dem Moos nur als eventuelle Hilfestellung gelten und ist keine Garantie für die richtige Bestimmung der Himmelsrichtung. Prinzipiell mögen Ameisen einen warmen, sonnigen und geschützten Platz für den Bau eines Ameisenhügels, womit sich erst einmal die Südseite eines Baumes anbieten würde, aber dies kann auch ein Zufall sein.

Ameisen haben nämlich auch einen Magnetsinn, ähnlich wie Tauben und andere Säugetiere. Die magnetische Kraft der Erde ist aber nicht überall gleich, sondern verläuft wie ein Gitternetz in verschiedenen Bahnen. Daher kann beim Auffinden eines Ameisenhaufens der Standort zwar wegen der Sonne gewählt worden sein, aber eben auch durch die magnetischen Felder. Man sieht daran, dass man einen Ameisenhügel nicht für die Bestimmung der Himmelsrichtung verwenden sollte.

Aussage – „Im Osten geht die Sonne auf, im Westen geht sie unter“

Diese Aussage kennt mit Sicherheit jeder, da man dies bereits in der Schule gelernt hat, aber hier liegt der Fehler in einem ganz anderen Bezug. Es ist richtig, dass die Sonne *ungefähr* im Osten aufgeht und ebenso *ungefähr* im Westen untergeht. Es hängt aber auch davon ab, wo man sich gerade befindet, welche Zeitumstellungsphase es gerade in Europa gibt und welche Jahreszeit man hat, daher ist diese Aussage nicht präzise. Da es hier um ein Survival-Abenteuer geht, ist die genaue Bestimmung der Himmelsrichtung natürlich sehr wichtig.

So muss man dann auch wissen, dass die Sonne in den Sommermonaten im Nordosten aufgeht und im Nordwesten untergeht, während sie im Winter im Südosten aufgeht und im Südwesten untergeht. Die einzigen Ausnahmen hierbei sind die Jahreszeiten Frühling und Herbst, da sich in diesen Zeiten die Sonne fast genau an die oben genannte Aussage „im Osten geht die Sonne auf, im Westen geht sie unter" hält.

Die Aussage: „Einfach immer geradeaus gehen, dann kommt man irgendwann an eine Straße"

Befindet man sich in einem ziemlich kleinen Wald, dann mag dies vielleicht rein zufällig klappen, aber unter Survivalbedingungen geht das überhaupt nicht. Um zu verstehen, warum das nicht funktionieren kann, muss man sich über die Anatomie des Menschen informieren.

Das Problem liegt darin, dass jeder Mensch ein dominantes Bein hat, wodurch man nicht gleichmäßig stark auftritt. Dies bedeutet, dass man ein stärkeres und ein schwächeres Bein hat. Orientiert man sich nun mit den Augen permanent an bestimmten Fixpunkten, so fällt dies auch nicht auf, läuft man jedoch in einem Gelände ohne Fixpunkte, wird man auf Grund der Ungleichheit der Beine einfach immer im Kreis laufen.

Dies kann man selbst ausprobieren, indem man sich auf eine Wiese stellt, die Augen verbindet und dann versucht auf der Wiese eine gerade Strecke zu laufen. Bereits nach einer kurzen Entfernung wird man feststellen, dass das, was man selbst als geradlinig empfindet, zu einer Kurve wird. Das passiert auch, wenn man im Wald läuft, einer klaren Linie zu folgen glaubt, aber in Wirklichkeit im Kreis herumläuft und sich dadurch verirrt. Daher ist es wichtig, immer auf entsprechende Orientierungspunkte zu achten und sich ständig Fixpunkte sucht, denn dadurch wird das Laufen im Kreis verhindert.

Die Aussage: „Mit einem GPS-Gerät kann ich mich nicht verlaufen"
Auch dies ist ein großer Irrtum und kann für den Survivalisten lebensgefährlich werden. So toll, wie die heutigen technischen Geräte sind, wie beispielsweise ein Navigations- oder GPS-Gerät, so anfällig sind sie auch.

Für die Funktionalität dieser Geräte sind zwei Dinge wichtig, das ist zum einen die Stromversorgung und zum anderen das Satelliten-Signal, beides sind Risikofaktoren und können jederzeit ausfallen. Der Empfang von GPS-Signalen ist in der Wildnis besonders schwierig, da beispielsweise im Wald die Baumkronen die Satelliten-Signale abschirmen und so kaum noch ein Signal am Boden ankommt.

Auch die Störanfälligkeit bei extremen Witterungsbedingungen kann sehr hoch sein. Auf Grund der vorgenannten Probleme sollte man sich nicht allein auf das Funktionieren dieser Geräte verlassen und hat man dann keinen Kompass und keine Karte dabei, hat man ein echtes Problem. GPS-Geräte können also nur eine Ergänzung, aber sie dürften nicht die einzigen Helfer bei der Orientierung sein.

HYGIENE IN FREIER NATUR

Der Körper eines Menschen
Eine der wichtigsten Regeln in der Wildnis ist, dass man seinen Körper sauber und gesund halten muss. Sie sollten nicht dem Irrglauben verfallen, dass es ja niemanden stört, wenn Sie müffeln, denn die Körperhygiene bedeutet nicht nur einen ätzenden Geruch, sondern man zieht dadurch auch lästige Insekten an, die den Körper zusätzlich belasten, daher ist es wichtig, auf die körperliche Gesundheit zu achten, weil davon Ihr Leben abhängen kann.

Egal, ob es sich hierbei um eine wundgelaufene Blase am Fuß, eine nicht entfernte Zecke oder einen Juckreiz durch einen Hautpilz, der im Übrigen durch starke Schweißbildung und Schmutz entsteht, handelt –

es muss eine sofortige Wundbehandlung erfolgen. Wussten Sie, dass das Sonnenlicht eine heilende Wirkung bei Entzündungen hat, mal ganz abgesehen davon, dass es auch zu Ihrem Wohlbefinden beiträgt?

Man sollte daher so häufig wie möglich den Körper nach Auffälligkeiten, wie beispielsweise besonders verschmutzte Stellen, Hautaufschürfungen oder andere Arten einer Hautverletzung sowie auch nach ungebetenen Gästen untersuchen und auch regelmäßig reinigen, damit man bei eventuell entstandenen Entzündungen oder anderen Krankheitsbildern umgehend handeln kann. Besonders anfällige Körperbereiche sind hierbei die Ohren, der Bauchnabel, die Achselhöhlen sowie der anale und genitale Bereich.

Die einfachste Variante ist es natürlich, wenn man für die Körperhygiene einen Bach, Fluss oder See in der Nähe hat, aber danach ist natürlich trotzdem die intensive Überprüfung am Körper nach unüblichen Auffälligkeiten durchzuführen. Hat man allerdings nicht genügend Wasser zur Verfügung, dann reinigt man nur die besonders anfälligen Bereiche am Körper. Was man auch wissen sollte, ist, dass eine starke Rauchbildung des Lagerfeuers sehr hilfreich sein kann, denn dadurch hält man sich nicht nur nervende Insekten vom Leib, sondern der Rauch hat auch eine desinfizierende Wirkung, so kann man die Zeit bis zur nächsten Wasserquelle überbrücken.

Hygiene im Lager

Auch ein ordentliches und sauberes Lager trägt enorm dazu bei, dass man die lästigen Insekten und natürlich auch die Wildtiere von seinem Lager fernhalten kann. Bleibt man für eine längere Zeit an einem festen Lagerplatz, sollte man die Nahrungsreste immer in einem Feuer verbrennen, denn sonst werden nicht nur Tiere angelockt, sondern der hinterlassene Kot von den Wildtieren ist auch ein idealer Nährboden für Krankheiten.

Allerdings kann man auch den gesamten Essbereich mit Fichten- oder Tannenzweigen auslegen. Die Nadeln dieser Bäume besitzen ätherische Öle, die eine desinfizierende und somit selbstreinigende Wirkung haben.

Hygiene bei Wäsche und Geschirr

Die Bekleidung und das Geschirr sauber zu halten, ist ein weiterer Aspekt, dem man besondere Aufmerksamkeit widmen sollte. Auch hier ist die einfachste Lösung, wenn man einen Fluss in der Nähe hat, dessen Strömung zu nutzen. Man verbindet einfach ein Seil mit einem stabilen Ast, hängt an das Seil die Wäsche und taucht diese dann in das Wasser. Auch sollte die Wäsche etwas länger im Wasser bleiben, da hierdurch ein höherer Reinigungseffekt gegeben ist.

Um das verschmutzte Geschirr zu reinigen, ist natürlich auch der Fluss die schnellste Variante. Hat man allerdings diese Möglichkeit nicht, so kann man auch ein paar Tannen- oder Fichtenzweige wie eine Art Scheuertuch für den gröbsten Schmutz in einem Topf verwenden. Danach kann man mit Moos oder Blättern die restliche Verschmutzung entfernen. Auch sollte man hier wieder darauf achten, dass man keine giftigen Blätter verwendet.

Hygiene im Mundbereich

Selbst wenn man Zahncreme in seinem Rucksack hat, so wird diese bei einer längeren Tour irgendwann zur Neige gehen. Aber auch für die Mundhygiene gibt es in der Natur eine gute Alternative und es ist noch nicht einmal eine schwierige oder zeitraubende Methode.

Man nimmt von seinem Lagerfeuer etwas Holzkohle und reibt diese mit Hilfe eines Fingers über die Zähne, danach spült man den Mund gründlich aus. Auf diese Art kann man auch den Rachenbereich von eventuellen Bakterien befreien. Als Ersatz für eine Zahnbürste kann man einen dünnen Ast nehmen, zerkaut das eine Ende zu einer Art Pinsel und kann so die Zähne ebenfalls reinigen. Aber auch hier muss man darauf achten, dass man dabei nicht das Zahnfleisch verletzt.

Im Übrigen hilft diese selbst hergestellte Zahncreme aus Holzkohle auch bei Verletzungen von Insekten oder bei Unreinheiten der Haut.

Hygieneartikel aus der Natur

Bei einem längeren Survival-Abenteuer gehen irgendwann die mitgenommenen Hygieneartikel zu Ende, dann ist es doch gut, wenn man weiß, wie man sich in der Natur behelfen kann, denn auch unsere Urahnen haben nichts anderes getan.

Es gibt 4 wichtige Bestandteile aus Pflanzen und Bäumen, mit denen man Hygieneartikel selbst herstellen und die man zur Reinigung und zur Entkeimung verwenden kann. Hierbei handelt es sich um Saponine, Gerbstoffe, ätherische Öle sowie Hitze und die UV-Strahlung der Sonne, die ich nachfolgend näher definieren möchte:

Saponine

Saponine sind Stoffe, die von diversen Pflanzen produziert und eingelagert werden und sich besonders gut für die Herstellung von Seife eignen. Den Stellenwert von Seife sollte man nicht unterschätzen, weil durch die Seifenlauge eventuell vorhandene Viren und Keime zerstört werden. Den Stoff Saponine findet man beispielsweise in der Rosskastanie, in Kastanienblättern, im Efeu, im Saft der Ringelblume, im Seifenkraut oder auch in der indischen Waschnuss.

Auch die Anwendung ist relativ einfach, indem man die Pflanzenteile zerkleinert und mit Wasser mischt. Schon hat man eine Seifenlauge.

Gerbstoffe

Da man auch mit den Gerbstoffen eines Baumes unter anderem Keime und Bakterien reduzieren kann, ist die Verwendung bei Entzündungen der menschlichen Schleimhäute eine Möglichkeit, dies zu reduzieren. Den höchsten Anteil an Gerbstoffen hat hierbei die Eiche und fertigt man daraus eine verdünnte Lösung an, so kann man diese auch für entzündete Schleimhäute, wie beispielsweise Magen, Darm, Mund und Rachenraum, aber auch für oberflächliche Verletzungen der Haut für beispielsweise die Wundheilung, Blutstillung, an leichten Frostschäden oder Verbrennungen verwenden. Für die Reinigung der Bekleidung sind diese Gerbstoffe jedoch nicht geeignet, da sie dunkelgefärbte Flecken hinterlassen.

Ätherische Öle

Der Bekanntheitsgrad von ätherischen Ölen ist legendär und das nicht nur wegen der einzigarten Aromen, die dabei freigesetzt werden. Für die Gewinnung sind die Nadeln von Kiefern und anderen Nadelbäumen besonders gut geeignet. Ätherische Öle enthalten ein Zellgift, das gezielt Keimzellen angreifen, zerstören und desinfizieren kann. Da diese Öle jedoch keine besonders gute Wasserlöslichkeit aufweisen, ist hierbei zu empfehlen, die Kiefernnadeln in Wasser zum Kochen zu bringen und nach Abkühlung kann man anschließend damit die Hände sowie die Bekleidung waschen.

Sonne und Hitze

Es ist ja bekannt, dass die UV-Strahlung der Sonne vorhandene Keime reduzieren und hemmen kann. Dies sollte man ausnutzen, um seine Kleidung in der Sonne zu lüften und sich zur Befreiung von Keimen am Körper zu sonnen.

Aber auch das Lagerfeuer kann zu einer notdürftigen Entkeimung verwendet werden. Der Rauch des Feuers ist eine gute Möglichkeit, um Parasiten und anderes Ungeziefer loszuwerden, da sie es gar nicht mögen, ausgeräuchert zu werden. Auch die Hände, der Körper und die Bekleidung können in dem Rauch desinfiziert werden.

Die Notdurft und der Müll

Die Survivalisten sind Naturfreunde und sind stehts darauf bedacht, die Wildnis wieder so zu verlassen, wie sie sie vorgefunden haben. Ihr Ziel ist es immer, so wenig Dreck und Müll wie möglich zu machen.

Trotzdem führt kein Weg daran vorbei, dass man eine Lösung für das „kleine und große Geschäft" braucht und dabei immer an die Nachhaltigkeit und die Harmonie mit der Natur denkt. Das „kleine Geschäft" ist dabei kaum erwähnenswert, da dies problemlos im Wald möglich ist. Für das „große Geschäft" denkt man einfach mal an unsere Haustiere: Egal ob eine Wohnungskatze oder ein Hund, alle machen nämlich das Gleiche, denn sie verbuddeln ihre Häufchen.

Suchen Sie eine von Ihrem Lagerplatz etwas weiter entfernte Stelle dafür aus. Graben Sie mit Hilfe eines kleinen Spatens oder einer Schaufel ein Loch in den Boden, die ausgehobene Erde wird am Rand aufgehäuft, da Sie die noch brauchen. Erledigen Sie Ihre Notdurft und verwenden Sie zum Säubern möglichst die vorhandenen Naturmaterialien wie mehrschichtige, große Blätter von beispielsweise Bäumen wie Ahorn oder Buche. Achten Sie allerdings darauf, dass es sich bei Pflanzenblättern nicht um giftige, stechende oder brennende Blätter handelt. Man kann aber auch abgekochtes Moos verwenden, das zusätzlich noch eine sanfte und entspannende Wirkung hat. Es ist natürlich auch möglich, Toilettenpapier zu verwenden, jedoch sollte man dazu wissen, dass dies nicht unbedingt ideal ist, da es einen langen Zersetzungsprozess hat.

Auf keinen Fall sollten Sie aber Feuchttücher verwenden, da diese aus einem stabilen Vlies bestehen und daher sehr schlecht verrotten. Nachdem Sie fertig sind, nehmen Sie einfach den Spaten und schütten alles mit der am Rand liegenden Erde zu. Das Ergebnis: keiner kann etwas sehen und riechen.

Verlassen Sie Ihren Lagerplatz, so sollte man darauf achten, dass alles wieder in seinem Urzustand zurückgelassen wird. Der entstandene

Abfall wird eingepackt und mitgenommen und nicht vergraben, denn Wildtiere haben eine sehr feine Nase und werden es wieder ausgraben und eventuelle Essenrückstände fressen, was gesundheitliche Schäden bei den Tieren anrichten kann.

Alle verwendeten Gegenstände aus der Natur werden auseinandergebaut, wie beispielsweise ein ehemaliger Unterschlupf, und auf eine natürliche Art im Wald abgelegt. Dies betrifft auch die Feuerstelle: Beseitigen Sie die Steinumrandung und vergraben Sie verbrannte Äste oder auch die Asche. Auch sollte man keine Lebensmittel hinterlassen, nur weil man sie nicht mehr braucht, denn für die Wildtiere ist das kein gesundes Futter.

Man sollte einfach immer bedenken, dass jeder Abfall, der im Wald hinterlassen wird, nicht nur dem Wald, sondern auch den einheimischen Tieren schadet.

ERSTE HILFE BEI EINEM NOTFALL

Für den Fall einer Verletzung muss ein Survivalist genau einschätzen können, welche Maßnahmen er selbst ergreifen kann oder ob er sofort Hilfe bei einem Arzt oder Rettungsdienst suchen muss. Daher ist es wichtig, eine gefährliche Verletzung frühzeitig zu erkennen und mit den zur Verfügung stehenden Mitteln an sich selbst eine erste Hilfe leisten zu können. Der Begriff „Erste Hilfe" muss klar definiert werden, denn dies bedeutet lediglich, das austretende Blut zu stillen sowie das notdürftige Versorgen und Verbinden einer Wunde, damit keine Bakterien und Verunreinigungen an die Wunde gelangen können.

Es geht hierbei also nicht um eine komplexe Wundreinigung oder gar das Nähen einer Wunde, dafür ist ausschließlich ein Arzt zuständig. Man hat auch keine Zeit, lange darüber nachzudenken, was man noch alles selbst machen könnte, denn schwere Verletzungen wirken sich immer auf die Psyche und auf die Leistungsfähigkeit aus. Daher ist die richtige Einschätzung wichtig, ob man einen Arzt benötigt, dies trifft beispielsweise bei größeren Wunden mit offenen Wundrändern oder auch bei einer starken Verschmutzung zu. Im Zweifelsfall muss man das Abenteuer sofort abbrechen und entweder einen Arzt aufsuchen oder auch eine Notfall-Rettung einleiten.

Hat man eine oberflächliche Schnittverletzung durch ein Messer oder ähnliches und ist es nur eine kleine Wunde, so reicht eventuell schon ein Pflaster. Egal ob groß oder klein, man sollte die Wunde ein bisschen ausbluten lassen, damit eventuell vorhandener Schmutz herausgespült werden kann.

Sollte jedoch die Blutung nach ein paar Minuten nicht aufhören, dann kann man einen sterilen Verband für ca. acht bis zehn Minuten auf die Wunde drücken, bis die Blutung nachlässt. Auf keinen Fall sollte die Wunde ausgesaugt werden, da der Speichel des Menschen unzählige Keime enthält, die so unvermittelt in die Wunde kommen könnten. Auch ein Reiben oder Quetschen der Wunde sollte man tunlichst unterlassen.

Tiefere Schnittverletzungen sind schon problematischer und als Erstversorgung sollte man eine sterile Kompresse auflegen und eine Mullbinde darüber wickeln. Hilft dies nicht, muss ein Druckverband angelegt werden, um die Blutungen zu stillen. Sollte auch das ergebnislos sein, wurde wahrscheinlich ein größeres Blutgefäß verletzt und die entsprechende Stelle muss richtig straff abgebunden werden. Zusätzlich sollte man das verletzte Körperteil hochlegen, um das fließende Blut zu verlangsamen. Der Ernst der Lage ist eindeutig, denn bringt man die Blutung nicht zum Stillstand, wird man verbluten.

Wie man an diesem Beispiel sehen kann, ist das richtige Verhalten ein wesentlicher Faktor für das Überleben in der Wildnis.

Techniken und Tipps für Survivalisten

PLATZWAHL FÜR EIN LAGER UND DESSEN SICHERHEIT

Der Lagerplatz dient nicht nur, um eine Pause zu machen, sondern auch die Versorgung mit Nahrung und ein ruhiger und erholsamer Schlaf spielen hierbei eine große Rolle. Daher ist es wichtig, den richtigen und vor allem sicheren Standort dafür zu finden. Hierbei spielen die Faktoren, wie beispielsweise die Witterungsbedingungen, Tierspuren, der Baumbestand und die Lage eine wichtige Rolle.

Bei der *Bestimmung des Lagerplatzes* sollte man einige Dinge beachten. So gibt es große Unterschiede, ob man in einem Tal oder auf einem höher gelegenen Hügel sein Lager aufschlagen will. In einem Tal findet man in der Regel ein anderes Klima vor als in den Bergen.

Sollte ein Tal ziemlich schmal sein, so wird man am Tage wenig Sonne abbekommen, aber auch in den Nächten ist es in einem Tal immer kühler als auf einem Berghang. Da sich morgens in den Tälern oft Nebel bildet, kann es schnell passieren, dass durch den Tau die Ausrüstung feucht und klamm wird. Die Lage des Tales kann aber auch darüber entscheiden, ob es etwas früher dunkel wird. Daher sollte man bei der Wahl eines Lagers für die Nacht sich eher für eine höher gelegene Region entscheiden, denn nicht nur der Wald bietet Schutz, sondern auch ein Felsvorsprung oder eine Höhle sind ein guter Schutz für die Nacht.

Bei der Entscheidung sollte man ebenfalls beachten, wie *das Lager ausgerichtet* sein soll. Man sollte immer nach der Möglichkeit suchen, dass man eine ebene Liegefläche findet. Ist der Boden zu abschüssig, besteht die Gefahr, dass man entweder seitlich oder nach unten von der

Isomatte wegrutscht, und dies raubt nicht nur den Schlaf, sondern kann auch noch gefährlich werden. Da die Sonne eine wesentliche Rolle spielt, sollte man den Unterschlupf so aufbauen, dass man morgens die Sonne sieht und mittags eher im Schatten ist.

In einem Wald ist man vor einem *Wind oder Sturm* am besten geschützt, daher sollte man eine freie Fläche meiden. Ein weiterer Vorteil im Wald ist, dass man einen besseren Sichtschutz hat sowie im Notfall fluchtartig das Lager verlassen und sich verstecken kann. Auch sollte man nach Bäumen mit einer dichten Baumkrone schauen, da dies besser vor Regen schützt. Die größte Gefahr hierbei kommt allerdings von herabfallenden Ästen oder von totem Holz durch einen Sturm, daher sollte man vorher genau den Zustand der Bäume prüfen.

Eine *Wasserquelle* in der Nähe des Lagers ist sicherlich eine feine Sache, aber auch hier schreit es förmlich nach Gefahr. Bei starkem Regen ist es empfehlenswert, weiter weg das Lager aufzuschlagen, denn der Wasserpegel von Flüssen und Bächen kann sehr schnell ansteigen und so besteht die Gefahr, dass das Lager sehr schnell unter Wasser steht und wenn dies noch in der Nacht passiert, dann wird es richtig gefährlich für den Survivalisten, denn schwimmt die Ausrüstung weg, hat man einen wirklichen Notfall.

Die *Verrichtung der Notdurft* sollte noch bei Tageslicht ausgewählt werden und hier ist ein Abstand von 150 bis 200 Metern zum Lagerplatz empfehlenswert. Bei Tageslicht sollte man sich auch den Weg zur geplanten Toilette einprägen, da nachts bei eventuellem Bedarf die Orientierung schwerer fällt.

Auch ein ganz wichtiger Punkt bei der Lagerstätte ist, dass man ca. 3 Meter Abstand zwischen der Feuerstelle und dem Schlafplatz hat, denn auch der Funkenflug ist nicht zu unterschätzen.

VIELSEITIGKEIT VON BÄUMEN

Wichtig für einen Survivalisten ist es, in der Natur einige Bäume und deren Vielseitigkeit zu kennen. Daher möchte ich hier einige Bäume auflisten, die durch ihre Mehrfachnutzung interessante Möglichkeiten für den Survivalisten bieten:

Die Weide

Es gibt viele verschiedene Arten von Weiden und trotzdem haben alle eines gemeinsam: Die schmale und lange Blattform wächst in großer Zahl an ihren Zweigen. Bevorzugt stehen die Weiden in feuchteren Gebieten, wodurch sie kräftig und sehr alt werden können. Durch diesen Standort ist sie aber auch ein guter Wasserspender für den Survivalisten. Eine Weide kann aber auch für andere Zwecke genutzt werden, wie beispielsweise Folgende:

- Die Weidenrinde besitzt den Stoff Salicin, der eine schmerzlindernde Wirkung hat und daher hilfreich bei Kopfschmerzen und Entzündungen ist. Dazu sollte man ein paar kleine grüne Zweige zerkauen und dann nur den Saft davon herunterschlucken.

- Im Frühjahr oder dem Sommer schält der Weidenbaum seine Rinde ab, dadurch kann man dann sehr gut aus der Rinde Seile herstellen.

- Das Holz des Weidenbaumes ist auch für das Feuerbohren anwendbar.

- Mit den jungen Zweigen und den Setzlingen der Weide kann man verschiedenen Behälter flechten, je nach Fingerfertigkeit kann man sie zu einem Sammelkorb oder auch zu Fallen für Fische oder kleine Tiere flechten.

Die Eiche

Auch die Eiche gibt es in vielen verschiedenen Arten, aber auch hier sind die Erkennungsmerkmale immer die abgerundete Blattform am Ende und natürlich auch die Eichel als Frucht. Verarbeitbar für den Survivalisten ist hierbei das Holz, die Rinde und die Früchte, allerdings ist hierbei zu beachten, dass alle Teile der Eiche giftig sind, aber nicht lebensbedrohlich, denn der gesamte Baum enthält einen hohen Anteil an Gerbstoffen.

Die im Eichenholz vorhandenen Tannine und Aldehyde können unter Umständen durch das Einatmen eine allergische Reaktion auslösen. Bei der Eiche müssen alle Teile, die man verwenden will, gründlich und intensiv gewaschen und eingeweicht werden. Die einzelnen Teile der Eiche sind erst verwendbar, wenn sich das Wasser nicht mehr verfärbt und die bitter schmeckende Gerbsäure entfernt wurde. Die Nutzung der Bestandteile einer Eiche sind trotzdem sehr zahlreich, wie beispielsweise:

- Eicheln können für Eichhörnchen und andere Kleintiere als Köder für eine Falle verwendet werden.
- Für den Unterschlupf oder einen Grabstock kann man das Holz der Eiche verwenden, da es sehr hart ist.
- Als Brennholz für ein Lagerfeuer ist dieser Baum verwendbar, es brennt zwar nicht so schnell an, aber dafür zeichnet er sich durch eine lange und heiße Brenneigenschaft aus.
- Die jungen Blätter und gerade aus der Knospe tretende Blüten sind für in kurzer Zeit essbar, da sie kaum Gerbstoffe enthalten, dies kann man aber auch an dem bitteren Geschmack erkennen.
- Ein Tee aus getrockneter und zermahlener Eichenrinde hat zum Beispiel bei Magenproblemen einen heilenden Effekt.
- man kann aber auch mit einem frischen Umschlag aus der Rinde der Eiche Ekzeme oder andere Hautprobleme lindern.

Die Birke

Die Birke erkennt man sehr schnell durch ihre weiße Baumrinde und die herzförmig, gezackten Blätter. Die Birkenrinde ist für den Survivalisten auf vielfältige Art nutzbar, beispielsweise als Brennmaterial, Klebstoff, Baumaterial, Ernährung, Medizin und auch für Schreibutensilien. Nachfolgend einige Beispiele dafür, wie nützlich eine Birke sein kann:

- Den Birkensaft kann man im Frühjahr trinken, da er nicht gereinigt werden muss. Mit einem spitzen Gegenstand sticht man die Rinde an und dann entlockt man der Baumrinde ganz langsam den leicht süßlichen Saft.
- Aus der Rinde kann man Behälter herstellen, da sich die Rinde sehr gut bearbeiten lässt.
- Die Birkenrinde enthält ätherische Öle und eignet sich daher hervorragend als Brennmaterial, selbst wenn es feucht ist, ist sie also der ideale Zunder für das Entfachen eines Feuers.
- Junge Blätter und Zweige kann man für einen wärmenden Tee verwenden.
- Die untere Schicht der Rinde ist essbar.
- Der Zunderschwamm oder auch Zunderpilz wächst überwiegend auf der Birke und ist ideal zum Entfachen eines Feuers oder auch für einen Tee.

Der Ahorn

Der Ahornbaum ist zum einen an dem unverkennbaren Samen am Boden und im Herbst leicht an seinen farbenfrohen Blättern zu erkennen. Auch gibt es mehrere Verwendungsmöglichkeiten für den Abenteurer:

- Die jungen Blätter sind essbar, aber besitzen nicht gerade ein Feuerwerk an nahrhaften Bestandteilen, ältere Blätter kann man sofort an seinem bitteren Geschmack erkennen.

• Im Vorfrühling, bevor sich die Knospen entwickeln, bildet der Ahornbaum Säfte, die sofort getrunken werden können und durch den hohen Zuckergehalt ist es ein regelrechtes Powergetränk.

• Auch für Kochutensilien sind die Blätter, Zweige und Äste verwendbar. Die Blätter sind so groß, dass man das Fleisch oder auch den Fisch darin einwickeln kann, einen Zweig als Spieß verwenden und über dem Feuer garen kann.

• Der reichlich vorhandene Samen des Ahornbaumes kann als Nahrung zubereitet werden. Hat man die dünnen Blätter des Samens entfernt, kann man sie kochen oder braten, etwas Salz dazu streuen und schon sind sie essbar, aber auch für eine Suppe als zusätzliche Einlage sind sie gut geeignet.

Die Kiefer

Dieser Nadelbaum hat auch viele Eigenschaften, die sich der Survivalist zunutze machen kann. Folgenden Nutzen gewinnt man aus einer Kiefer:

• Das Harz einer Kiefer kann man als Brandbeschleuniger oder auch als Feuerstarter nutzen.

• An den Astaustritten und den Wurzeln findet man harzreiche Austritte, aus denen man Kienspäne als Zunder gewinnen kann.

• Erhitzt man das Harz und mischt es mit dem Pulver von der Holzkohle, so hat man einen natürlichen und starken Kleber, der vielseitig verwendet werden kann

• Kocht man sich aus den Kiefernadeln einen Tee, so bekommt der Körper natürliches Vitamin C.

• Die innere Schicht der Rinde, die Samen und die Blüten sind essbar.

• Die Zweige einer Kiefer sind ein guter Isolator für den Schlafplatz und man kann auch den Unterschlupf damit abdecken.

• Wurzeln, die frisch und stark sind, eignen sich für die Herstellung von Seilen.

Die Linde
Dieser Baum bevorzugt feuchte Plätze und ist daher oft an Bächen und Teichen zu finden. Die Blätter sind groß und herzförmig, während die Blätter an einer Lindenblüte die Form einer Zunge haben. Doch wie kann sich der Survivalist den Lindenbaum brauchbar machen?

• Besonders im Frühling sind die Blätter und Blüten essbar.

• Die innere Rindenschicht sollte man mit einem Messer herauskratzen, da auch diese essbar ist und einen süßlichen Geschmack hat.

• Natürlich darf auch nicht der Lindenblütentee fehlen, der besonders gut gegen grippale Infekte schützen kann und zur Stärkung des Immunsystems beiträgt.

• Das weiche Holz der Linde ist für das Feuerbohren gut geeignet, aber auch, um sich beispielsweise einen Holzlöffel oder andere Dinge zu schnitzen.

Wie man sehen kann ist ein Baum eben doch nicht nur ein Baum, sondern wenn man sich das Wissen aneignet, sind Bäume sehr nützliche Helfer für verschiedene Situationen.

BAUEN SIE EINEN UNTERSCHLUPF SELBST

Auch das Bauen eines Unterschlupfes ist ein wichtiger Faktor, da man bei seinem Abenteuer besonders darauf achten muss, sich selbst und seinen Körper vor Wind, Regen, Kälte und Sonne zu schützen, denn erkrankt man durch Unachtsamkeit, ist das ganze Abenteuer gefährdet und man muss eventuell das ganze Vorhaben abbrechen. Natürlich gibt es verschiedene Möglichkeiten für den Bau eines Unterschlupfes, hat man aber das wesentliche Grundwissen, kann man natürlich dann den Komfort beliebig erweitern.

Außer trockenem Holz und noch einigen anderen Materialien aus der Natur braucht man nichts weiter, um eine gute Behausung bauen zu können. Das zu verwendende Holz muss trocken sein und darf nicht aus morschen Ästen bestehen.

Zunächst sollte man eine Wand suchen, wie beispielsweise einen umgefallenen Baum oder einen Felsvorsprung, die gleichzeitig auch ein windgeschützter Ort ist. Befindet sich nichts davon in der Nähe, so kann man auch einfach einen Baum auswählen und einen langen Ast in einem Winkel von 45 Grad auf einen stabilen und dicken Ast des Baumes legen. Dieser Winkel ist besonders bei Regen wichtig, da so das Regenwasser besser ablaufen kann. Danach stellt man die zuvor gesammelten Äste dicht nebeneinander an den Seiten auf. Ist man damit fertig, kann man nun die weiteren Materialien, wie beispielsweise große Blätter, Gras, Moos und Tannen- oder Blätterzweige, schichtweise auf die Äste legen.

Soll das Dach einen isolierenden Charakter haben, so muss die aufgelegte Schicht eine minimale Dicke von 7 cm haben. Trotz des vielen Abdeckmaterials ist der Unterschlupf aber leider trotzdem noch nicht wasserdicht. Hierfür kann man dann aber den Unterschlupf, beispielsweise mit einer Plane (Tarp), einer Folie oder auch der im Rucksack befindlichen Rettungsdecke, zusätzlich abdecken.

Zum Schluss sollte man aber auf jeden Fall das gebaute Gerüst testen, ob es bei stärkerem Wind auch wirklich stabil ist, sonst fällt nämlich alles in sich zusammen und im ungünstigsten Fall liegen Sie darunter. Auch die Bodenfläche sollte man gut auspolstern und dabei erst einmal alle Äste, Steine und alles, was sonst noch für einen unruhigen Schlaf sorgen kann, wegräumen. Dann sollte man aus Moos, Gras und Blättern eine

Schicht auf dem Boden auslegen, die jedoch mindestens eine Dicke von 10 cm haben muss, um auch vor der nächtlichen Kälte zu schützen. Darüber kann man dann eine Isomatte oder auch einen Schlafsack legen, dann fühlt es sich fast schon wie zu Hause an.

ENTFACHEN SIE EIN EIGENES FEUER

Ein Feuer entfachen zu können hat viele Vorteil, aber der wichtigste Vorteil ist, dass es für den Survivalisten das Überleben in der Wildnis sichert. Ein Feuer bietet nicht nur Wärme und Licht, sondern hält auch Wildtiere von dem Lagerplatz fern. Weiterhin braucht man eine Kochstelle, um verunreinigtes Wasser abzukochen oder um die Nahrung zubereiten zu können.

Zu Beginn sollte man den richtigen Platz für eine Feuerstelle auswählen, hierbei ist darauf zu achten, dass sich innerhalb von drei Metern rund um die Feuerstelle und auch über der geplanten Feuerstelle keine leicht entzündbaren Materialien befinden. Auch der Boden unter der Feuerstelle muss hart und darf nicht brennbar sein. Durch einen zu lockeren Boden kann schlimmstenfalls ein Wurzelbrand entstehen, der nicht sofort sichtbar ist und erst Tage später zu einem Waldbrand entstehen kann, daher sollte man wirklich sehr umsichtig und aufmerksam sein.

Um ein Feuer zu entzünden, gibt es mehrere Möglichkeiten, beispielsweise mit einem Feuerzeug, einem Feuerstahl, den Streichhölzern oder einem Feuerbohrer. Dann sollte man den richtigen Zunder finden, also ein leicht brennbares Material. Hierfür kann man von der Birke den Ringelkork (die äußere Rinde) mit einem Messer abschaben, da dieser sich sehr leicht entzündet, aber man kann dafür auch Kienspan oder Zunderschwamm verwenden. Es ist hilfreich, wenn man am Tage auf seinen Pfaden auf geeigneten Zunder achtet und diesen gleich einsteckt, so hat man immer einen Vorrat und muss nicht jeden Abend erneut auf die Suche gehen.

Nun geht man trockenes Holz und ein paar Fichtenzweige oder Zweige von einem anderen Nadelbaum einsammeln, dabei sucht man nach unterschiedlichen Längen und Stärken, denn das dünne Holz brennt beim Anzünden schneller, aber das dickere Holz brennt dafür länger. Außerdem ist zu beachten, dass trockenes Holz weniger Rauch entwickelt als nasses Holz. Um die Umgebung zu schützen, sollte man einen Steinwall oder einen Erdwall rund um die Feuerstelle bauen.

Dies ist besonders wichtig, da man bei stärkerem Wind den Funkenflug stark reduzieren kann, aber auch eine ungewollte Ausbreitung des Feuers verhindert. Bei einem Steinwall ist zu beachten, dass man keine nassen Steine verwenden darf, da diese durch die große Hitze eine innere Spannung aufbauen und dann zerbersten und es können kleine Steinsplitter herumfliegen, was wiederum zu Verletzungen führen kann.

Die Feuerstelle selbst wird aus verschiedenen Schichten aufgebaut. Ist der Boden feucht oder nass, muss zuerst eine Bodenschicht mit kleineren und etwas größeren Ästen gebaut werden.

Nun kann die zweite Schicht – quer zur ersten Schicht – aufgeschichtet werden. Die zweite Schicht hat den Zweck, die Bodenfeuchtigkeit von dem Feuer fern zu halten und man erreicht eine stärke Hitzeentwicklung.

Der Zunder wird vorbereitet und auf die zweite Schicht gelegt und in der Nähe des Zunders legt man die gesammelten Zweige von dem Nadelbaum. Nachdem man die Windrichtung geprüft hat, kann man nun den Zunder entfachen. Dies sollte man von unten nach oben und gleichzeitig an mehreren Stellen tun. Hat man den Zunder zum Brennen gebracht, kann man jetzt vorsichtig ein paar Nadelbaumzweige darüberlegen, immer nach dem Motto „weniger ist mehr".

Zur Entwicklung eines richtig guten Feuers wird viel Sauerstoff benötigt, daher sollte man vorsichtig in die Glut pusten, bis die Nadelbaumzweige richtig brennen und eine große Flamme entsteht. Nun kann man erst dünnere und danach auch dickere Äste über die Nadelbaumzweige legen. Hat man dies geschafft, kann man sich etwas zurücklehnen und stolz das vollbrachte Wunder bestaunen, aber nicht zu lange, denn nun braucht man nur noch für den Erhalt des Feuers regelmäßig Holz nachlegen.

Ein Lagerfeuer sollte nicht größer sein, als man es unbedingt braucht, denn zum einen gilt: Je größer das Feuer ist, desto schwerer ist es zu kontrollieren. Zum anderen verheizt man mehr Brennmaterial als unbedingt nötig. Daher sollte man auch erst wieder Holz nachlegen, wenn das Feuer fast bis auf die Glut heruntergebrannt ist. Selbstverständlich hierbei ist sicherlich auch, dass man das Feuer niemals unbeaufsichtigt lassen sollte.

Nun sollte man nur noch wissen, wie man das Feuer auch wieder richtig löscht, und dafür gibt es zwei Varianten. Man kann das Feuer natürlich einfach ausgehen lassen, indem man kein Holz mehr nachlegt, aber man kann es auch mit Wasser, Sand oder Erde löschen. Das Feuer ist erst dann wirklich gelöscht, wenn es keine Glutreste und keine Rauchentwicklung mehr gibt, was man durch Ertasten mit den Händen prüfen sollte.

Als Faustregel gilt aber immer, den Lagerplatz sauber zu hinterlassen, dies gilt auch für die Feuerstelle. Erst verteilt man den Steinwall wieder in die natürliche Umgebung, danach deckt man die Feuerstelle mit Erde und Waldboden so ab, dass keine sichtbaren Spuren mehr vorhanden sind.

Empfehlung:

Erinnern Sie sich noch an einige Textabschnitte, in denen beschrieben wird, was Sie alles mit der Holzkohle anfangen können? Bevor Sie nun die Feuerstelle wieder an die Natur anpassen, sollten Sie einige Stücken von der Holzkohle einstecken und trocken halten, denn Sie werden sie noch öfter benötigen.

BAUEN SIE EINEN WASSERFILTER SELBST

Wie bereits erwähnt, ist die sicherste Methode für ein keimfreies Trinkwasser das Abkochen des Wassers. Hat man aber keine Möglichkeit, ein Feuer zu entzünden, so braucht jeder Survivalist einen Plan B. Natürlich könnte man auch mit einer durchsichtigen Trinkflasche mit Hilfe der UV-Strahlung des Sonnenlichtes das Wasser entkeimen, aber da dies mindestens 6 Stunden dauert, kann man dies zwar zusätzlich machen, aber auch hier ist man wieder auf die Sonne angewiesen.

Einen Wasserfilter selbst zu bauen, ist gar nicht so schwierig, wie man vielleicht anfangs denkt. Nehmen wir also ein schmales und hohes Gefäß, wie beispielsweise eine Trinkflasche mit einem Fassungsvermögen von 1,5 Litern, denn das sind die gängigsten Trinkflaschen für unterwegs.

Der Boden der Flasche wird abgeschnitten und auf beiden Seiten wird ein kleines Loch gebohrt, mit einer Schnur macht man links und rechts einen Knoten, so dass man eine Hängeschlaufe hat und man so hinterher die Flasche aufhängen kann. Auch in den Flaschendeckel bohrt man ein kleines Loch, die Betonung liegt hierbei wirklich auf „klein“, weil hier das Wasser heraustropfen soll.

Bevor man den Filter zusammenbauen kann, sollte man die nachfolgenden Gegenstände griffbereit vorbereiten:

- 5 kleine Stoffteile, beispielsweise von der Kleidung
- Sand aus der Umgebung

- Holzkohle in Pulverform, beispielsweise vom Lagerfeuer
- Zellulose, beispielsweise Watte, Taschentücher oder Mullbinden

Alle vorgenannten Materialien werden zu gleichen Teilen in die Flasche gefüllt und dienen zur Entfernung von Schmutz, Schwebeteilchen und dem Abtöten von Bakterien und Keimen.

In die Flasche kommt zuerst eine Schicht Zellulose, also beispielsweise Watte, Taschentücher oder Mullbinden, danach legt man ein Stoffteil darüber. Die nächste Schicht ist der Sand, der wiederum mit einem Stoffteil abgedeckt wird. Nun wird die gemahlene Holzkohle eingefüllt und wieder mit einem Stoffteil abgedeckt. Danach kommt wieder eine Schicht Sand mit einem Stück Stoffteil und zu Schluss nochmals eine Schicht mit Zellulose und noch das letzte Stoffteil als Abschluss oben drauf. Durch leichtes Drücken kann man die einzelnen Schichten etwas verdichten. Nun kann man den Wasserfilter aufhängen, darunter ein Auffanggefäß stellen und das verschmutzte Wasser von oben einfüllen. Da dies eine Weile dauert, sollte man sich zwischenzeitlich mit anderen Dingen beschäftigen und ab und zu kontrollieren, ob man das nächste verschmutzte Wasser nachgießen kann.

NATURHARZ – NÜTZLICHE SELBSTHILFE UND NOCH MEHR

Das Harz ist eine natürliche und besonders zähe Flüssigkeit, die überwiegend von Bäumen abgesondert werden. Die Entstehung des Harzes wird auf natürliche Weise durch einen Schutzmechanismus des Baumes gegen Verletzungen aktiviert. Die größten Harzlieferanten sind die Nadelbäume, wie beispielsweise die Kiefer und die Fichte. Für den Survivalisten und auch jeden anderen Waldläufer gilt natürlich, dass man niemals einen Baum absichtlich verletzt, um das Harz zu bekommen.

Es gibt eine hohe Anzahl von Nutzungsmöglichkeiten, dazu gehören beispielsweise:

- Bei **Verletzungen** hat das Harz, insbesondere von der Kiefer, eine antiseptische Wirkung. Durch den entzündungshemmenden und antibakteriellen Effekt kann so eine schnelle Selbsthilfe für verschiedene Arten von Verletzungen bewirkt werden. So kann man durch leichtes Erwärmen des Harzes eine kleinere blutende Wunde schnell und effektiv verschließen und es wirkt auch gleichzeitig aktiv gegen Entzündungen.

- Das Harz ist ein hervorragender **Klebstoff** und kann so in verschiedenen Bereichen angewandt werden. So kann man beispielsweise diesen Klebstoff bei der Herstellung von Werkzeugen genauso gut verwenden wie auch für Behälter, die abgedichtet werden müssen, da dieser Klebstoff auch wasserfest ist. Auch kleinere Löcher an der Jacke, am Schlafsack oder für eine Abdeckplane können damit geschlossen werden.

- die schnelle Herstellung für **Licht und Wärme** ist für den Survivalisten eine der hohen Prioritäten. So kann man sich schnell selbst eine Fackel bauen, indem man das Harz verflüssigt, ein Stück Stoff um ein Stück Holz wickelt und dies dann in das verflüssigte Harz taucht. Da das Harz eine lange Brenndauer hat, ist man für die nächsten Stunden mit Licht versorgt. Aber man sollte auch wissen: Da das Harz von Bäumen sehr leicht entzündbar ist, kann man es natürlich auch als Zunder zum Entfachen eines Feuers benutzen. Aufgrund der langen Brenndauer des Harzes ist es auch sehr gut bei einem Lagerfeuer verwendbar.

Jetzt kann es losgehen – das Abenteuer ruft

Sicherlich werden Sie sich nun am Ende des Buches fragen, ob das vielleicht doch nur etwas für harte Kerle ist. Dies kann man mit einem klaren „Nein" beantworten, denn Sie entscheiden, in welcher Form und mit welchen Schwierigkeitsgraden man das Survival-Abenteuer erleben will. Niemand kann Ihnen sagen, was Sie tun müssen, sondern es gibt immer nur Empfehlungen, wie Sie etwas am besten tun könnten und Sie allein entscheiden auch, wie Sie das Abenteuer umsetzen können.

Ja, es gibt Regeln, an die man sich halten sollte, denn eines ist auch ganz klar – ein Survival-Abenteuer ist kein Wandertag, an dem man von Ort zu Ort wandert und sich mit Nahrung und Andenken versorgt.

Survival bedeutet Überleben in der Wildnis durch ein Leben mit und in der Natur.

Intensive Anstrengungen sollte man in die Vorbereitung stecken und diese sind nicht schnell mal nebenbei in 4 Wochen erledigt. Hier spricht man von der Steigerung des eigenen Leistungsvermögens, von dem Aneignen diverser Techniken, um in der Natur zu überleben, von dem Aufbau eines enormen Willens, solch ein Abenteuer zu erleben und nicht bei dem kleinsten Problem aufzugeben.

Auch das Aneignen von Informationen, wie beispielsweise über das Klima, die vorhandenen Pflanzen und Tiere in der gewählten Region sowie ein Kurs für die Erste Hilfe zu besuchen, gehört dazu. Die Zähne zusammenzubeißen, nicht loszustürmen nach dem Motto „Ich habe eine Idee", sondern jede Situation in Ruhe zu durchdenken, welche Möglichkeiten man hat und wie sie umgesetzt werden können – das sind die richtigen Verhaltensregeln. Alles kann man trainieren und erlernen und dafür braucht man aber auch wirklich ausreichende Zeit. Für Neulinge ist es ideal, die gelernten Informationen in den heimischen Wäldern zu trainieren und den Inhalt des Rucksackes nach den eigenen Bedürfnissen abzuändern, um ausreichende Erfahrungen zu sammeln, allerdings immer unter der Beachtung der in Deutschland geltenden Gesetzgebung.

Es ist ebenfalls empfehlenswert, ein solches Abenteuer bei erfahrenen Survivalisten in Deutschland als Abenteuer-Urlaub zu buchen, denn es gibt spezielle Camps dafür, bei denen man in ein Survival-Abenteuer hineinschnuppern kann, viele Praktiken lernen und Erfahrungen sammeln kann, um in der Natur bestehen und überleben zu können.

Es reicht definitiv nicht aus, ein Buch zu lesen und dann zu glauben, man hätte es drauf. Dieser Irrtum kann Sie das Leben kosten, denn in der Wildnis zu überleben bedeutet, Hunger und Durst zu haben, zu frieren oder zu schwitzen, extremen klimatischen Bedingungen ausgesetzt zu sein, bei Verletzungen eine Erstversorgung der Wunde durchführen zu können und auch sich selbst schützen zu können.

Die Herausforderungen für ein Abenteuer dieser Art sind groß und wer aus der luxuriösen Zivilisation ausbrechen möchte, für den wäre dies natürlich optimal: Raus aus dem gewohnten und selbstverständlichen Lebensstandard und hinein in die eigentlichen Ursprünge des Menschen.

Die oberste Regel ist aber: Jeder Mensch ist für sich selbst verantwortlich bei seinem Tun und Handeln – und daher kann dieses Buch auch nur eine Empfehlung für ein Survival-Abenteuer sein und keine feste Vorgabe oder ein absolutes Muss. Dies sollten Sie immer bei Ihren Entscheidungen beachten, denn dann wird das ganze Survival-Abenteuer zu einem aufregenden und unvergesslichen Erlebnis, es stärkt Ihr Selbstbewusstsein und Sie lernen ein Leben außerhalb der modernen Zivilisation kennen.

Quellenverzeichnis

https://blog.obramo-security.de

https://bushhandwerk.de

https://www.bushcraft-north.de

https://de.wikibooks.org

https://dejure.org

https://www.dersurvivalprofi.de

http://www.exkotours.de

https://www.faszination-kanada.com

https://www.gesetze-im-internet.de

https://www.history.de

https://www.maennersache.de

https://www.mein-schoener-garten.de

https://www.off-the-path.com

https://www.planetwildnis.net

https://www.sdw.de

https://www.startprepping.de

https://survicamp.de

http://survival-abenteuer.de

https://survival-kompass.de

https://survivalwissen.de

https://ueberlebenskunst.at

https://ueberlebensmesser.info

https://waldurlaub.at

https://weather.com

https://www.wolfaround.com

Wir danken Ihnen für Ihr Interesse und Ihr Vertrauen. Als Dankeschön dafür, haben wir eine besondere Überraschung. Wir haben exklusiv für Sie **10 Tipps, die für beste Campingerlebnisse ohne Ungeziefer sorgen und die besten Erste Hilfe Tipps.** Und diese erhalten Sie vollkommen kostenlos. Das klingt wunderbar? Dann warten Sie nicht lange und holen Sie sich Ihr Gratis-Geschenk.

Hier geht es zu Ihrem Gratis-Geschenk:

https://forms.gle/HD7hiJYwZYdsrgrPA

1. **Öffnen Sie die Kamera-App auf Ihrem Smartphone und richten Sie die Kamera auf den QR-Code.**
2. **Klicken Sie auf den Link, der Ihnen angezeigt wird und schon werden Sie zur Website weitergeleitet.**

Impressum

Herausgeber: Orbita Media Verlag GmbH & Co. KG / Ericusspitze 4 / 20457 Hamburg
Kontakt: kontakt@empireofbooks.de
Website: https://empireofbooks.de
Coverbild: Shutterstock

Haftungsausschluss:
Die Nutzung dieses Buches und die Umsetzung der enthaltenen Informationen, Anleitungen und Strategien erfolgt auf eigenes Risiko. Der Autor kann für etwaige Schäden jeglicher Art aus keinem Rechtsgrund eine Haftung übernehmen. Haftungsansprüche gegen den Autor für Schäden materieller oder ideeller Art, die durch die Nutzung oder Nichtnutzung der Informationen bzw. durch die Nutzung fehlerhafter und/oder unvollständiger Informationen verursacht wurden, sind grundsätzlich ausgeschlossen. Rechts- und Schadenersatzansprüche sind daher ausgeschlossen. Dieses Werk wurde sorgfältig erarbeitet und niedergeschrieben. Der Autor übernimmt jedoch keinerlei Gewähr für die Aktualität, Vollständigkeit und Qualität der Informationen. Druckfehler und Falschinformationen können nicht vollständig ausgeschlossen werden. Es kann keine juristische Verantwortung sowie Haftung in irgendeiner Form für fehlerhafte Angaben vom Autor übernommen werden. Die bereitgestellten Analysen, Vorschläge, Ideen, Meinungen, Kommentare und Texte sind ausschließlich zur Information bestimmt und können ein individuelles Beratungsgespräch nicht ersetzen. Alle Informationen dieses Buches entsprechen dem Kenntnisstand zum Zeitpunkt des Verfassens dieses Buches. Eine Haftung für mittelbare und unmittelbare Folgen aus den Informationen dieses Buches ist somit ausgeschlossen.
Informieren Sie sich weitläufig aus unterschiedlichen Quellen und bedenken Sie, dass am Ende nur Sie für die Entscheidungen verantwortlich sind.

Urheberrecht:

Haftung für externe Links:
Unser Angebot enthält Links zu externen Websites Dritter, auf deren Inhalte wir keinen Einfluss haben. Deshalb können wir für diese fremden Inhalte auch keine Gewähr übernehmen. Für die Inhalte der verlinkten Seiten ist stets der jeweilige Anbieter oder Betreiber der Seiten verantwortlich. Die verlinkten Seiten wurden zum Zeitpunkt der Verlinkung auf mögliche Rechtsverstöße überprüft. Rechtswidrige Inhalte waren zum Zeit-punkt der Verlinkung nicht erkennbar.

WirmachenDruck.de
Sie sparen, wir drucken!